JN098162

サクセス管理栄養士・栄養士養成講座

第8版

基礎栄養学

監修
一般社団法人　全国栄養士養成施設協会
公益社団法人　日本栄養士会

著者
鈴木和春
鈴木孝子
梶田泰孝

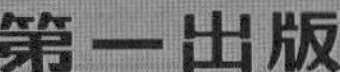

著者紹介（執筆順）

鈴木和春　東京農業大学名誉教授，仁愛大学名誉教授

鈴木孝子　東京家政学院大学人間栄養学部人間栄養学科助教

梶田泰孝　茨城キリスト教大学生活科学部食物健康科学科教授

監修のことば

栄養の専門職には，保健，医療，福祉，教育等の分野における学術の進歩や，社会の変化，国民の要請に的確に対応し，人々の健康やQOLの向上に貢献すると同時に，日本の栄養改善の知見を世界と共有し，持続可能な開発目標（SDGs）に沿った社会の実現に貢献することが求められています。その要求に応えるのが，高度な専門性と人間性，倫理性を併せ持つ管理栄養士・栄養士です。

日本の栄養士は，1924年の私立栄養学校の開設に始まり，第２次世界大戦前の栄養改善の時代，戦後の栄養欠乏対策の時代，高度経済成長期に顕著となった非感染症疾患対策の時代を経て，近年では低栄養と過栄養の栄養不良の二重負荷という複雑化した栄養課題に対処してきました。管理栄養士，栄養士は，100年にわたり国民生活の向上と社会の発展に寄与してきたのです。その間，栄養士資格は，1945年の栄養士規則および私立栄養士養成所指定規則公布を経て，1947年公布の栄養士法により法制化されました。以後，国民の栄養状態の変化に対応すべく，幾度かの法改正が行われ，1962年の一部改正では管理栄養士の資格が「栄養士のうち複雑または困難な栄養の指導業務に従事する適格性を有するもの」として新設されました。

その後，2000年の法改正において，「21世紀の管理栄養士等あり方検討会報告書」を受け，管理栄養士は，「人間栄養学に基づいた対象者の栄養状態の評価に基づいた栄養管理と指導を行う」，栄養士は，「調理，献立と一般的な栄養指導を行う」と定義され，その役割が明確化されました。管理栄養士資格は登録制から免許制に変更され，国家試験の受験資格も見直され，今日に至っています。

この改正の趣旨に合わせて，管理栄養士の養成カリキュラムは，“専門基礎分野”として「社会・環境と健康」，「人体の構造と機能及び疾病の成り立ち」，「食べ物と健康」が位置づけられ，“専門分野”として「基礎栄養学」，「応用栄養学」，「栄養教育論」，「臨床栄養学」，「公衆栄養学」，「給食経営管理論」が位置づけられるとともに，生理学，生化学，解剖学，病理学，臨床栄養学などの医学教育が重視され，臨地実習の内容も対人業務の実習が重視されることとなりました。また，管理栄養士・栄養士養成のための栄養学教育モデル・コア・カリキュラムや，その活用支援ガイドが作成され，管理栄養士国家試験出題基準も最新の知見を取り入れ，数度の改定が行われています。

本シリーズ（サクセス管理栄養士・栄養士養成講座）は，最新のカリキュラムや国家試験出題基準準拠の問題に合わせ適宜改訂を行い，重要なキーワードの解説や要点がコンパクトにまとめられています。多くの方々が日々の学習書として活用されることを，強く希望いたします。

2023年２月１日

一般社団法人 全国栄養士養成施設協会
理事長　滝川 嘉彦
公益社団法人 日本栄養士会
会長　中村 丁次

目次

CONTENTS

* ガイドラインには掲載されていない

Column 目次

本書について

色文字①：重要語
色文字②：両側の欄に解説のある語
◀：このマークがある場合は，第33～37回管理栄養士国家試験に出題された内容が含まれています。
例）◀ **37-68：第37回問題68**

1 栄養の概念

A 栄養の定義

a 栄養

ヒトに限らず，あらゆる生物は“外界からの物質の摂取→代謝→不要物の排泄”の過程によりエネルギーを獲得し，生命を維持している。この現象を栄養と呼ぶ。

b 栄養素

ヒトは外界からの物質を食物から補給している。食物に含まれるさまざまな成分を栄養素という。また，**代謝**は生物の特徴の一つであり生命の維持に重要である。

- **栄養素の種類**　栄養素は，**炭水化物**，**脂質**，**たんぱく質**，**ビタミン**，**ミネラル**に分けられる。これらの5つの栄養素は，五大栄養素と呼ばれ，そのうち，炭水化物（アルコールを含む），脂質，たんぱく質はエネルギー源として利用できるのでエネルギー産生栄養素ともいう（p. 2，Column 参照）（図1－1）。なお，水は栄養素に含めないことが多いが，体内での物質輸送，化学変化において極めて重要である。
- **栄養成分**　各食品に含まれている栄養素の種類と量を，**栄養成分**という。栄養成分を知ることは，その食品の栄養学的価値を評価するために大切である。栄養成分の平均的・標準的な値を示したものに，食品成分表がある。

「日本食品標準成分表2015年版（七訂）」（文部科学省策定）の改訂では，アミノ酸成分表・脂肪酸成分表の収載食品の拡充に加え，新たに炭水化物成分表ができた。また，一般成分等の成分表に「利用可能炭水化物（単糖当量）」が追加された。そして，現在使用されているのは，令和2（2020）年12月に発表された「日本食品標準成分表2020年版（八訂）」（文部科学省策定）であり，

代謝
生体は常に化学反応（酵素反応）を行い，生体内成分を合成・分解している。この反応を物質代謝という。

炭水化物
糖質と食物繊維を指し，$C_n(H_2O)_m$ が一般式。詳細は，p. 45，4 **炭水化物の栄養**を参照。

脂質
水に不溶で，有機溶媒に溶解する有機化合物の総称。詳細は，p. 59，5 **脂質の栄養**を参照。

たんぱく質
20種類のアミノ酸が数十〜数千結合した高分子化合物。生物の重要な構成成分の一つ。詳細は，p. 71，6 **たんぱく質の栄養**を参照。

ビタミン
微量の有機物質で微量栄養素。食事から摂取すべき有機化合物。脂溶性ビタミンと水溶性ビタミンに大別される。詳細は，p. 81，7 **ビタミンの栄養**を参照。

ミネラル
生体構成元素のうち，炭素，酸素，水素，窒素を除く元素をいう。詳細は，p. 99，8 **ミネラルの栄養**を参照。

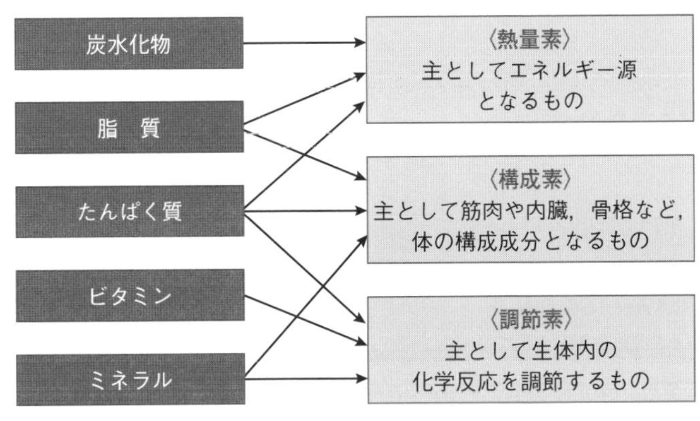

図1-1　栄養素の機能による分類

18食品群，2,538食品の栄養成分が示されている。調理済み食品の情報の充実，炭水化物の細分化とエネルギーの算出方法の変更など全面改訂された。

●**栄養価**　栄養成分が体内で利用される度合いを示したものを，栄養価という。栄養価には，エネルギー値やたんぱく質の質的評価などがある。一般に，栄養価は各栄養素の相互作用による利用効率によって異なる。

●**健康保持**　健康保持には，過不足のない適切な栄養素摂取が必要である。各個人のライフスタイル，年齢や性別の違いにより栄養素の必要量は変化する。健康の保持増進のために，エネルギーおよび各栄養素の摂取量の基準を示したものとして，「日本人の食事摂取基準（2020年版）」（厚生労働省策定）がある。エネルギーについては目標とするBMIの範囲が18歳以上の年齢階級別に，栄養素については推定平均必要量，推奨量，目安量，目標量，耐容上限量が，年齢・性別ごとに示されている。

B 栄養と健康・疾患

栄養によって生じる身体の状態を，栄養状態という。人体の栄養状態には，大きく分けて欠乏・正常・過剰がある。各個人は栄養素の摂取不足，過剰摂取などが原因でそれらの状態を行き来しながら生きている。

図1-2，**表1-1**に示すように，栄養素の欠乏状態や過剰摂取により，身体の機能障害や疾病の発生がみられる。栄養状態は，人の成長・発育，健康，疾病，**QOL**（quality of life；**生活の質**）などとの関連が非常に深い。

QOL（生活の質）
個々人の精神的，社会的な生活の質，満足度。健康寿命の延伸を実現するには，改善・向上が求められている。

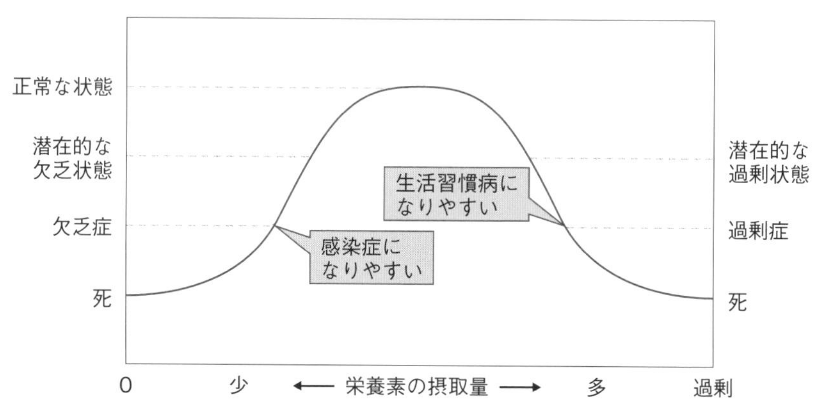

図1-2　人体の栄養状態

Column　エネルギー産生栄養素バランス

日本人の食事摂取基準（2015年版）から，「エネルギー産生栄養素バランス」という考え方が策定されている。ここでいうエネルギー産生栄養素は，炭水化物（アルコールを含む），たんぱく質，脂質としている。炭水化物は糖質，食物繊維が含まれる。なお，脂質では飽和脂肪酸のとりすぎに注意することとなっている。

表1-1 主な栄養素の栄養状態と健康影響の例

栄養素	栄養状態	健康影響の例
炭水化物	過剰摂取	エネルギーの過不足
	不足	
たんぱく質	欠乏	体重低下，免疫力の低下，疾病・創傷の回復遅延，浮腫，小児の成長遅延・停止
飽和脂肪酸	過剰摂取	脂質異常症
ビタミンB_1	欠乏	脚気，ウェルニッケ脳症
ナイアシン	欠乏	ペラグラ（ニコチン酸欠乏症候群）
カルシウム	過剰摂取	泌尿器系結石，ミルクアルカリ症候群
	欠乏	骨粗鬆症
ナトリウム	過剰摂取	高血圧
ヨウ素	過剰摂取	甲状腺腫
	欠乏	甲状腺腫，クレチン病

注） ビタミン・ミネラルの生理作用，欠乏症・過剰症は，p. 81，100を参照。

a 栄養学の歴史

1 呼吸とエネルギー代謝 ◀ 37-68 36-81

●呼吸とエネルギー代謝の研究

1777年：ラボアジェ（Lavoisier）が，動物の呼吸に関する基礎的な実験を発表。

1785年：ラボアジェが，呼吸が燃焼と同じ現象であることを解明。

1862年：ペッテンコーフェル（Pettenkofer）が，人間用の大型熱量計を考案。

1891年：ルブネル（Rubner）が，基礎代謝が体重よりも体表面積に比例することを示した。その後，エネルギー等値の法則や，糖質，たんぱく質，脂質の各々1g当たりの生理的熱量を4.1kcal，4.1kcal，9.3kcalとした，ルブネル係数を示した。また，食事摂取に伴う熱発生，すなわち食事誘発性熱産生（DIT）を見出した（p. 121，10-A-f 参照）。

1895年：アトウォーター（Atwater）が，アトウォーターのエネルギー換算係数を発表。これは，主要食品の一般分析と人間を用いた消化率試験により，糖質，たんぱく質，脂質の各々1gの実用的な生理的熱量として，4kcal，4kcal，9kcalと示したものである。この値をアトウォーター係数といい，今日まで広く用いられている（p. 124，10-C-a 参照）。

1899年：ツンツ（Zuntz）が，呼吸熱量計を考案。

1911年：ダグラス（Douglas）が，ダグラスバッグによる呼気試験を考案。

1916年：デュボア（DuBois）が，体重と身長から体表面積，さらに基礎代謝量を求める式を提示。

$$\text{体表面積}(m^2) = \text{体重}(kg)^{0.425} \times \text{身長}(cm)^{0.725} \times 0.007184$$

1925年：高比良英雄が，日本人の体重と身長から体表面積を求める式を提示。

1952年：ベーンケ（Behnke）が，体脂肪を除いた体成分を「lean body mass

(LBM)」と呼ぶことを提案。

1953年：ベスト（Best）らが，安静時の代謝は，LBMと強い相関があることを提示。

1954〜1961年：藤本薫喜らが，日本人の体重と身長から体表面積を求める式を提示。

$$\text{体表面積}(\mathrm{cm}^2) = \text{体重}(\mathrm{kg})^{0.444} \times \text{身長}(\mathrm{cm})^{0.663} \times 88.83 \quad (6\text{歳以上})$$

◀37-68　2　三大栄養素の消化と利用◀

1827年，プラウト（Prout）が，牛乳の栄養成分を分離し，糖（saccharinous），油状（oily），卵白様物質（albuminous matter）の3つに分類した。これは，現在のエネルギー産生栄養素である炭水化物（糖質），脂質，たんぱく質に相当する。

●糖質の研究

1831年：ロークス(Leuchs)が，デンプンが唾液によって糖に変わることを発見。

1833年：ペイヤン（Payen）とペルソー（Persoz）が，麦芽の水抽出液から，デンプンをブドウ糖（グルコース）に変える作用のある物質を見出し，ジアスターゼと命名。

1836年：グェリン-ベリー（Guerin-Varry）が，デンプンを化学分析し，水素と酸素が含まれていること，その割合が水と同じであることを示した。

1844年：シュミット（Schmidt）が，デンプン，ショ糖（スクロース），乳糖（ラクトース）などを，炭水化物と呼ぶことを提案。

1873年：ベルナール（Bernard）が，小腸液中でショ糖（スクロース）をブドウ糖（グルコース）と果糖（フルクトース）に分解する酵素であるインベルターゼを発見。

1930年：マイヤーホーフ(Meyerhof)が，糖の中間代謝過程である解糖系を発見。

1938年：クレブス（Krebs）が，クエン酸回路（TCA回路，クレブス回路）を，ワールブルグ（Warburg）らが，ペントースリン酸経路（五炭糖リン酸経路）を発見。

●脂質の研究

1814年：シュブルィユ（Chevreul）が，トリグリセリド（トリアシルグリセロール，中性脂肪）が脂肪酸とグリセロールからなることを解明。

1905年：クヌープ（Knoop）が，β酸化説を提示。

1929〜1932年：バー（Burr）夫妻が，無脂肪食の動物実験により，リノール酸，リノレン酸の有効性を示し，これらを必須脂肪酸とした。

1952年：リネン(Lynen)が，脂肪酸のβ酸化によるアセチルCoAの生成を提示。

1961年：リネンらが，生体内における脂肪酸の生合成経路を解明。

●たんぱく質の研究

19世紀後半，リービッヒ（Liebig）が，体内窒素は尿素・尿酸として尿中に排泄され，尿中窒素量は分解した身体組織の分量と正比例すること，食品によってエネルギー量が異なることを解明した。フォイト（Voit）が，窒素平衡によるたんぱく質の代謝方法を確立し，筋肉労働はたんぱく質代謝を亢進させないことを立証した〔たんぱく質の研究の詳細は次の項目（3）で示す〕。

3 たんぱく質の栄養価，出納実験

1883年：ケールダール（Kjeldahl）が，湿式窒素定量法を考案。これにより，たんぱく質の栄養評価がなされるようになった。

1906年：ホプキンス（Hopkins）らが，不可欠アミノ酸の生理的効果を確認。

1909年：トーマス（Thomas）が，生物価の測定法を提示。

1900年代前半：オズボーン（Osborne）とメンデル（Mendel）らが，各種アミノ酸の成長試験により，**制限アミノ酸**の概念を誕生させた。

1936年：ローズ（Rose）が，トレオニンを発見。これにより，**不可欠アミノ酸**と**可欠アミノ酸**に分類され，ヒスチジンを除く8種類の不可欠アミノ酸が明らかになった。

1949年：リッテンバーグ（Rittenberg）らが，^{15}N の利用によって，体たんぱく質の合成，分解，代謝回転率を示した。

1955年：ベンダー（Bender）が，正味たんぱく質利用率（p. 78参照）の測定法を提示。

制限アミノ酸
食品中の各不可欠アミノ酸量の，生体の必要量に対する割合を示した際に，必要量に満たないアミノ酸をいう。その中で不足の割合が最大のものを，第一制限アミノ酸という。(p. 76 参照)

不可欠アミノ酸・可欠アミノ酸
アミノ酸のうち，体内で合成できないか，必要量を満たすことができないアミノ酸を不可欠アミノ酸といい，9種類存在。一方，アミノ酸のうち，体内で合成でき，必要量を満たすことができるアミノ酸を，可欠アミノ酸という(p.53, 76 参照)。

4 ビタミンの発見

19世紀末から20世紀にかけて，ホプキンスが糖質，たんぱく質，脂質以外に栄養上必要な成分があることを動物実験から予測し，その存在を証明した。

1880年代：**高木兼寛**が，日本海軍における脚気研究を行った。

1897年：エイクマン（Eijkman）が，東南アジアでの脚気の研究中，ニワトリの白米病を発見。

1910年：**鈴木梅太郎**が，米ぬかからオリザニン（ビタミン B_1）を単離。

1911～1912年：フンク（Funk）が，微量物質を分離し，ビタミンと命名。

1912～1915年：マッカラム（McCollum）が，脂溶性必須栄養素を発見。

1920年：ドラモンド（Drummond）が，ビタミンA・B・Cの命名をし，1940年代までにビタミンD・E・K，さらに複数のビタミンBの存在が明らかとなった。

Column　栄養学の基礎を支えた科学者

栄養学の源を探ると，古代ギリシャの哲学者であり，医学の父ともいわれるヒポクラテスまでさかのぼる。近代の栄養学は，以下の人物の研究などが出発点となり，進歩していった。

●**ヒポクラテス**（*ca*460～359B.C.）　ギリシャの哲学者であり医学の父といわれる。身体の血液，粘液，黄胆汁，黒胆汁の4液が食物に由来し，この4液の調和によってこそ病気にならず，健康が保たれると考えた。

●**ハーベイ**（1578～1649年）　血液循環説の提示。

●**プリーストリー**（1733～1804年）　酸素の発見（1774年）。ただし，酸素と命名したのはラボアジェ。

●**ラボアジェ**（1743～1794年）　近代栄養学の開祖といわれる。質量不滅の原理（1774年），燃焼理論（1777～1778年）を発表した。

5 ミネラルの栄養

19世紀には，すでに鉄（Fe），ヨウ素（I），カルシウム（Ca）が体内の成分と予測され，19世紀後半，食品の無機成分が栄養上重要であるという認識がなされた。20世紀に入ると鉄，食塩，マグネシウム（Mg），カリウム（K）などの必須性が確認されていった。

b 欠乏症・過剰症

1 欠乏症

栄養素が欠乏すると，身体の抵抗性が低下し，感染症にかかりやすくなる。

・開発途上国：たんぱく質の極度の不足による疾患〔**クワシオルコル**（カシオコア）〕や，全般的な栄養素の不足による疾患（**マラスムス**）が多くみられる。

・現代の日本：水溶性ビタミンやミネラルの欠乏状態にある者がいる。偏食が主な原因となっている。

クワシオルコル
カシオコアともいう。アジア，アフリカ，南米などの開発途上国の小児に多くみられる，たんぱく質の摂取不足による栄養失調症。発達障害と浮腫を特徴とした症状をもつ。

マラスムス
主に生後1年の乳幼児に多くみられる，たんぱく質・エネルギー摂取不足の栄養失調症（PEM；protein-energy malnutrition）。やせ，下痢，脱水症，腹部膨満，発育遅延を引き起こす。

2 過剰症

日本を含めた先進国では，栄養素の過剰摂取をはじめとする食生活の乱れ，運動不足などに起因する肥満，動脈硬化症，脂質異常症，糖尿病，がんなどの生活習慣病の増加が重要な課題になっている。

c 生活習慣病

生活習慣病は，「食生活，運動習慣，休養，喫煙，飲酒等の生活習慣が，その発症・進行に関与する疾患群」と定義される。

生活習慣病には，食生活や運動のような後天的な要因だけではなく，先天的な遺伝要因も関与することがわかっている（p. 7，C-b 参照）。

d 健康増進

●**健康と疾病**　健康の定義としては，WHO 憲章前文の「肉体的，精神的および社会的に完全に良好な状態であり，単に疾病でないとか虚弱でないというだけではない」が広く用いられている。ヒトの健康状態は，次のように分けられる。

・健　康：完全に健康な状態（健康人）
・半健康：健康であるが，病気に移行する可能性を潜めている状態（半健康人）
・半病気：潜在的な病気をもつ状態（半病人）
・病　気：病気を有する状態（病人）

健康の状態と疾病の状態は断続的なものではなく，図1－3に示すように連続的に移行するものである。

従来の疾病対策としては，病気の治療，つまり疾病度を低下させることが最大の目標とされてきたが，現在では半病人，半健康人の健康度を上げること，健康人の健康度を低下させないことが大切となってきており，**一次予防**，健康

一次予防
疾病発症前の非特異的な健康増進活動（生活習慣の改善）や，特異的予防（予防接種）などのこと。

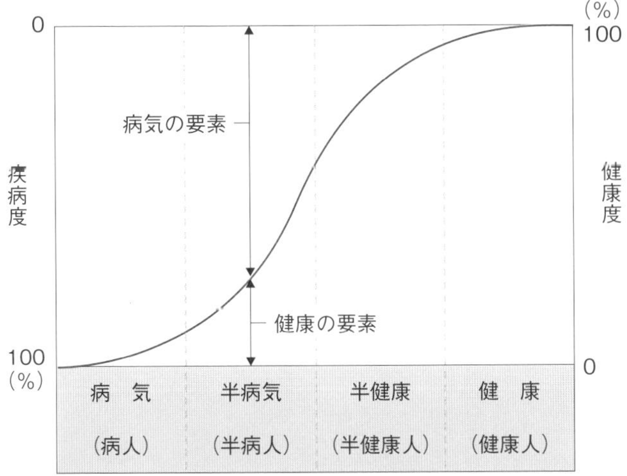

図1-3 病気と健康の考え方

増進といったことが重要視されている。

●**健康増進と食生活**　健康状態を良好にするためには，健康阻害因子を取り除くことが重要である。健康阻害因子は主に栄養素摂取の過不足，身体活動の減少，ストレスの増大などがある。これらを取り除き，健康を増進するには，食事・運動・休養の３つがバランスよく保たれることが必要である。

・食　事：栄養素のバランスのとれた，過不足のない食事の実践。
・運　動：積極的な身体活動。
・休　養：身体的・精神的ストレスの除去。

C 遺伝形質と栄養の相互作用

遺伝とは，生物の形質が遺伝子によって親から子へ伝達されることである。この現象は，遺伝子の本体であるDNA（デオキシリボ核酸）によるものである。

また，DNAはmRNAに情報を転写し，たんぱく質の合成を支配している。

a 栄養素に対する応答の個人差

ヒトが食物を摂取した際の栄養素に対する反応の個人差は，各人のもつ「体質」と理解されてきた。しかし，栄養要求量や栄養素への応答性を制御する遺伝子の存在が明らかになり，現在では「体質」の多くは個人の遺伝子の塩基配列の違い（後述の遺伝子多型）によるものではないかと考えられている。

b 生活習慣病と遺伝子多型◀ ◀35-68

疾患と遺伝子との関係については，現在研究が進められ，急速に明らかになりつつある。遺伝子の異常は遺伝病だけでなく，生活習慣病の発症にもかかわることが明らかになってきている（図1-4）。例えば，肥満や糖尿病などの生活習慣病で

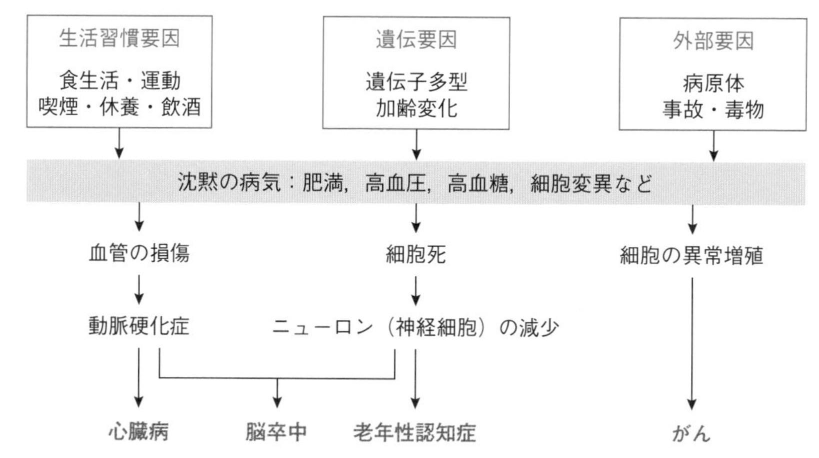

図1-4　生活習慣病の発症と進行の流れ

先天的
生まれたとき，あるいは生まれる前に存在することをいう。さらに正常の基準から著しく外れた異常を伴う場合，先天（性）異常という。

後天的
生後，居住環境の変化や食生活の変化，免疫能，さらに外傷・疾病の治療などにより獲得したものをいう。

は，**先天的**な遺伝要因に加えて食生活や運動などの**後天的**な生活習慣要因が作用することで発病に至る。つまり，遺伝的に発病リスクをもった人でも食生活の改善や適切な運動などを行うことで生活習慣病の発症を抑えることが期待できる。

・遺伝子多型：個人ごとの遺伝子の塩基配列の違いを**遺伝子多型**といい，人種間に違いがある。

・SNP：遺伝子多型のうち，1塩基のみ異なったものをSNP（スニップ，**遺伝子一塩基多型**）という。生活習慣病の遺伝要因には遺伝子のいわゆる異常ではなく，個人差程度の違いであるSNPが関連していると考えられている（図1-5）。

◀35-68

C 倹約遺伝子

1962年にジェームス・ニールが提唱した仮説である。

1 倹約遺伝子とは

私たちの祖先はしばしば長い飢餓にさらされることがあったが，この間を生き抜くうちに食物を効率的に脂肪として蓄積し，エネルギーを温存するという機構が備わった。こうしたエネルギーを節約，蓄積する作用のある遺伝子を**倹約遺伝子**とい

Column　遺伝と疾病

遺伝の本体は遺伝子に組み込まれている遺伝情報である。この遺伝情報により化学物質（酵素などのたんぱく質）が複数つくられる。これらの酵素は互いに作用し合って，体全体を調節して，健康が維持されている。

しかし，親から異常な遺伝子を受け継ぐと病気になってしまう。これが遺伝子病（先天性代謝異常）である。また，長期間の生活習慣によって情報を表す塩基の一部が変異すると，生活習慣病となる。

さらに私たちは，生活環境下でいろいろな物質の影響を受ける。その結果，遺伝子に変異が起こり，老化やがんなどを引き起こす要因となっていると考えられている。一方，このような病気などに対して生活習慣の改善や食生活の改善を行うことで，予防が可能となる。

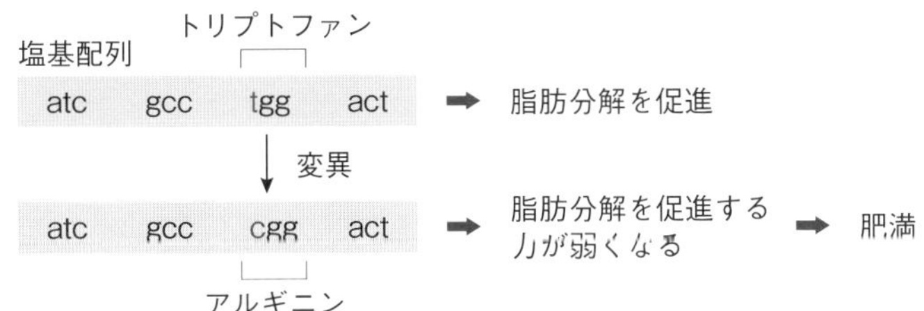

図1-5 SNP による肥満の発症リスクの変化〔β_3 アドレナリン受容体遺伝子多型(W64R)〕

う。この機構は飢餓の時期には好都合であったが，倹約遺伝子をもったまま食生活が欧米型の高脂肪食へ急速に変化したことから，脂肪が過剰に蓄積されることになり，肥満や生活習慣病の要因となっている。

2 倹約遺伝子の作用

倹約遺伝子としては，β_3 アドレナリン受容体遺伝子，UCP-1 遺伝子，PPAR γ 遺伝子などが知られている。これらは，基礎代謝，食事誘発性熱産生（DIT，p. 121，10-A-f 参照）の低下などに関与すると考えられている。

Column 栄養指標としての遺伝子型

遺伝子解析の進歩によって，個人の遺伝子型の違い（体質差）に応じた医療（テーラーメイド医療）の実現性が高まっている。栄養学の分野においても，栄養素や食品成分の作用，栄養・代謝状態を個人の遺伝子型と関連づけて考える研究が進められている。

これらの研究が進むことにより，ある特定の遺伝子型を信頼性の高い栄養指標として利用できる可能性が出てくる。また，遺伝子型の相違から生活習慣病などの「なりやすさ」を見極め，個人の体質（遺伝子型）に合った食生活を指導することで生活習慣病を予防するといったことが考えられる。

現在，肥満関連遺伝子や糖尿病関連遺伝子のほか，C 型肝炎，ぜん息，統合失調症などでも関連遺伝子が発見されている。

Check 1 栄養の概念

問題 次の記述について，○か×かを答えよ。

栄養について

1 生物が生存に必要な物質を摂取して生命を維持する営みを栄養という。
2 健康阻害因子の主なものは，栄養素摂取の過不足，身体活動の減少などである。
3 食品成分には，生活習慣病のリスクを低下させるものがある。
4 食品中に含まれている成分を総称して栄養素という。
5 摂取する栄養の過不足は，身体機能の障害や疾病の原因となる。

栄養素の過不足と疾患

6 炭水化物の過剰 ——— 泌尿器系結石
7 ナイアシンの不足 ——— 克山病
8 ヨウ素の不足 ——— クレチン病
9 葉酸の不足 ——— ウェルニッケ脳症
10 カルシウムの不足 ——— ミルクアルカリ症候群

栄養学の歴史

11 ローズ（Rose）は，不可欠アミノ酸としてのヒスチジンを発見した。
12 クレブス（Krebs）は，ペントースリン酸回路を発見した。
13 プラウト（Prout）は，牛乳の栄養成分を，糖質，たんぱく質，脂質に分類した。
14 アトウォーター（Atwater）は，各栄養素のエネルギー換算係数（アトウォーター係数）を定め，糖質については5.65とした。
15 ルブネル（Rubner）は，TCA 回路を発見した。

遺伝形質と栄養

16 ヒトの体質は，遺伝子多型によるものではないかと考えられている。
17 SNP とは，生活習慣による後天的な遺伝子変異をいう。
18 倹約遺伝子は，肥満や生活習慣病の要因となっている。
19 生活習慣病の遺伝要因がある場合，良好な生活習慣を維持していても生活習慣病の発症リスクは高くなる。
20 倹約遺伝子は，食事誘発性熱産生に影響する。

解説

1 ○

2 ○

3 ○

4 × 食品はいずれかの栄養素を含んでいるが，生命を維持し，さまざまな生活活動を営むために摂取しなければならない栄養素をバランスよく含んでいるわけではない。また，食品中の成分すべてが栄養素というわけではない。

5 ○

---

6 × 泌尿器系結石は，カルシウムの過剰摂取による。炭水化物の過剰摂取は，肥満や脂肪肝の誘因となる。

7 × 克山病は，セレン不足により発症する。ナイアシンの不足では，皮膚炎であるペラグラを発症する。

8 ○

9 × ウェルニッケ脳症は，ビタミン B_1 不足により発症する。葉酸はビタミンB群の水溶性ビタミンで，摂取不足では巨赤芽球性貧血となる。

10 × ミルクアルカリ症候群は，カルシウムの過剰摂取により発症する。カルシウムの摂取不足は，骨粗鬆症のリスクを増す。

---

11 × ローズがトレオニンを発見したことで，不可欠アミノ酸と可欠アミノ酸に分類がなされた。

12 × クレブスは，クエン酸回路を発見した。クレブス回路とも呼ばれている。

13 ○

14 × アトウォーター係数は，糖質，たんぱく質，脂質それぞれ1g当たり4kcal，4kcal，9kcalである。

15 × ルブネルは，食事誘発性熱産生（DIT）を見出した。

---

16 ○ 遺伝子多型とは，個人ごとの遺伝子の塩基配列の違いをいう。

17 × 一部のSNP（遺伝子一塩基多型）では，先天的なある疾患へのなりやすさ（または，なりにくさ）を規定していることがある。

18 ○ 倹約遺伝子とは，生命維持のためにエネルギーを節約・貯蔵する作用をもつ遺伝子であるが，現在の高脂肪型食生活では脂肪蓄積を促進するため，肥満をはじめとした生活習慣病の要因となっている。

19 × 生活習慣病になりやすい遺伝要因があっても，生活習慣を改善すれば発症リスクが低下する。

20 ○ 倹約遺伝子は，エネルギー代謝に影響し，基礎代謝や食事誘発性熱産生を低下させる。

2 食物の摂取

食物摂取は生理的意義のみならず，個人の心理的満足感をもたらし，さらに家族や他者とのコミュニケーションとしても重要である。食事として食物をとることには，次のような意義がある。

・個人の健康の保持増進
・子どもの成長
・社会活動
・子孫の繁栄
・精神の安定

A 空腹感・満腹感と食欲

a 空腹感・満腹感

摂食行動は，生命を維持する上で必須の行動で，主に食欲によって引き起こされる。食欲は空腹によって感じるものであるが，空腹でないときでも，過去に食べた料理の味を思い出したり，食材のにおいをかいだり，調理の音を聞いたりすると，食欲を感じる場合がある。

b 摂食量の調節

摂食量の調節には，味覚器などの感覚器官と，視床下部など中枢を介する因子が関与する。

1 味覚器

舌には舌乳頭（ぜつにゅうとう）があり，その表面に味蕾（みらい）をもつ。味覚は主に味蕾にある味細胞で認識する（図２-１）。

●**舌乳頭**　舌乳頭には，**糸状乳頭**，**茸状乳頭**，**葉状乳頭**，**有郭乳頭**があり，このうち糸状乳頭以外の乳頭に味蕾がある。

・糸状乳頭：白い糸状の上皮性突起。舌一面を覆っている。
・茸状乳頭：糸状乳頭の中に点在する赤い乳頭。
・葉状乳頭：平行に並んだ粘膜のひだ。舌後部の外側縁に多い。
・有郭乳頭：逆Ｖ字型に並ぶ大きな乳頭。舌根部に７～12個ある。

●**味蕾の数**　成人では約2,000個。出生時に最大で，加齢に伴って減少し，高齢者では成人の１/２～１/３となる。

●**味蕾の構造**

・味蕾：**味細胞**（１つの味蕾に40～60個存在）からなる。形は蕾状，大きさは長さ80μm，幅40μm。
・味孔：味蕾の先端にある直径数μmの開口部。外部に通じている。

●**味細胞の構造**

- 味細胞の先端には**味毛**（微絨毛）があり，味孔から外部に通じている。長さ1～2 μm，幅0.1～0.3μm。水に溶けた味覚物質に接触し，味を感じる。
- 味細胞の基底部には神経線維が入り込み，刺激を脳へ伝える。
- 味細胞の寿命は約10日である。上皮細胞から分化する。

●**味細胞以外での味覚**　神経線維は味蕾以外にも分布している。そのため，味蕾の存在しない舌粘膜や舌以外の口腔粘膜でも味覚を感じる。

◀ 34-68

2 味の種類

呈味成分は，人の嗜好を決定する要因の中で重要な因子であり，前述の通り，味覚は主に味蕾にある味細胞で認識する。呈味成分のうち，甘味，酸味，塩味，苦味，うま味の5つを基本味という。そのほか，辛味，渋味，金属味，アルカリ味がある。呈味成分に対する人の嗜好は，個人の好み以外に年齢，気温，食経験，健康状態など様々な要因が積み重なって嗜好性を形成する。

基本味の代表的な味覚成分とその**閾値**（いきち）を**表2-1**に示す。なお，閾値は加齢に伴って高くなるが，特に塩味で上昇が大きい。

閾値
感覚器官などに与えた刺激が興奮を引き起こす最小の値。**表2-1**のように，苦味はごく少量で味覚を感じるのに対し，甘味や塩味は多量でないと感じることができない。

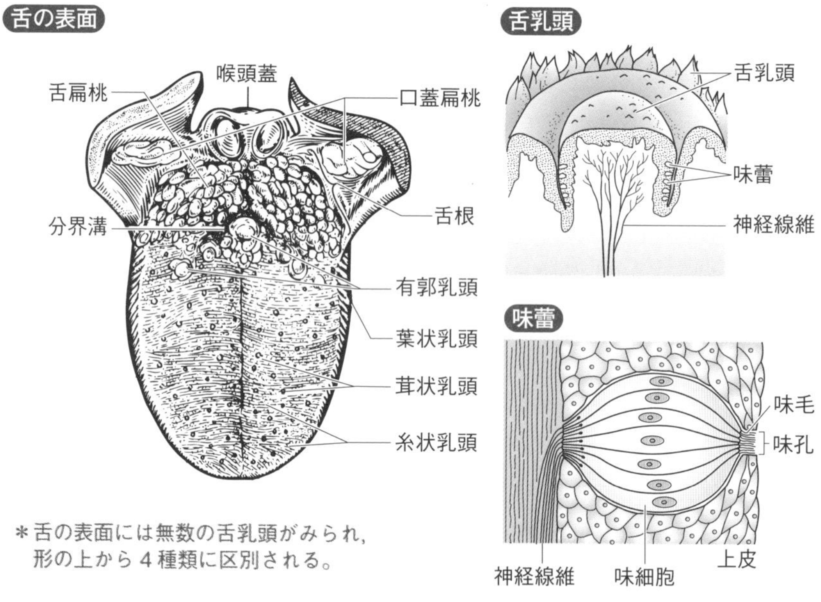

図2-1　味覚器の構造
資料）四童子好廣：消化・吸収，p. 26（2002）第一出版

表2-1　基本味の代表的な味覚成分と味覚閾値

基本味	代表的な味覚成分	閾値
甘　味	スクロース	0.5%
酸　味	酢酸	0.012%
塩　味	食塩	0.2%
苦　味	キニーネ	0.00005%
うま味	グルタミン酸ナトリウム	0.03%

3 味覚の主な神経支配

・顔面神経（Ⅶ）の分枝：舌の前方2/3，軟口蓋。

・舌咽神経（Ⅸ）の分枝：舌の後方1/3。

・迷走神経（Ⅹ）：咽頭，喉頭に散在する味蕾。

4 味覚の異常

●**味盲（PTC 味盲）**　**PTC（フェニルチオ尿素）**の味を感じない人の割合は，日本人では10%，白色人種では30%である。

PTC（フェニルチオ尿素）
phenylthiocarbamide（フェニルチオカルバミド）は，苦味受容体に対して特異的に反応する苦味物質（有機化合物）である。苦味受容体の有無は遺伝的に決まる。

●**無味症**　鉄，銅，亜鉛などの二価の陽イオンが不足すると無味症になることがある。特に亜鉛は味細胞の再生に必要である。

5 味覚以外の感覚器官

嗅覚，視覚，聴覚，触覚，温覚も食欲に影響している。

・嗅覚：鼻腔の嗅上皮でにおい物質を受容する。味覚とともに，食欲を大きく左右する。

・視覚：目の網膜で光の刺激を受容する。色，光沢，形の情報が含まれる。

・聴覚：音の振動は，鼓膜→中耳→内耳→聴神経へと伝わる。

・触覚：皮膚の感覚点（触点）で受容する。食品の硬さや弾力性，舌触り，歯応えなど。

・温覚：皮膚の感覚点（冷点・温点）で受容する。同じ食品でも，温度によっておいしさが異なる。

6 摂食中枢と満腹中枢◀

◀ 36-69 35-69 34-68 33-70

●**中枢による食欲調節**　摂食行動は，食欲を調節する2つの中枢によって調節されている。中枢は，間脳の視床下部にある（**図2-2**）。

・摂食（空腹）中枢（視床下部外側野）：刺激されると空腹感を感じ，食物の摂

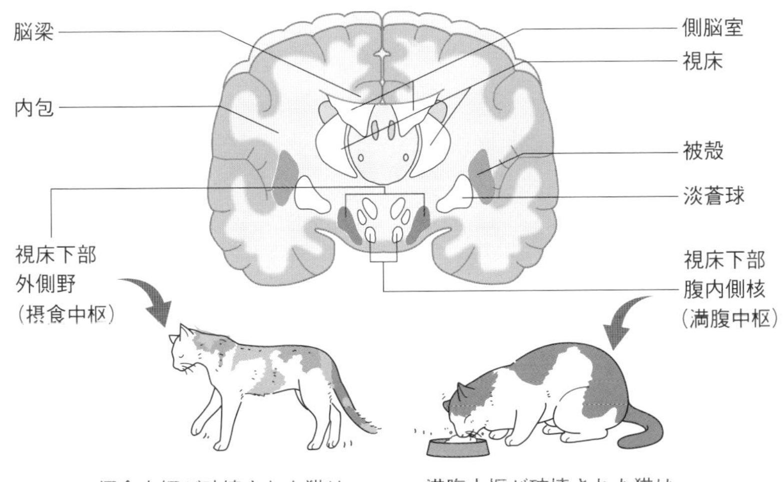

図2-2　摂食中枢・満腹中枢による摂食行動

資料）奈良信雄：身体診察による栄養アセスメント，p.35（2006）第一出版を一部改変

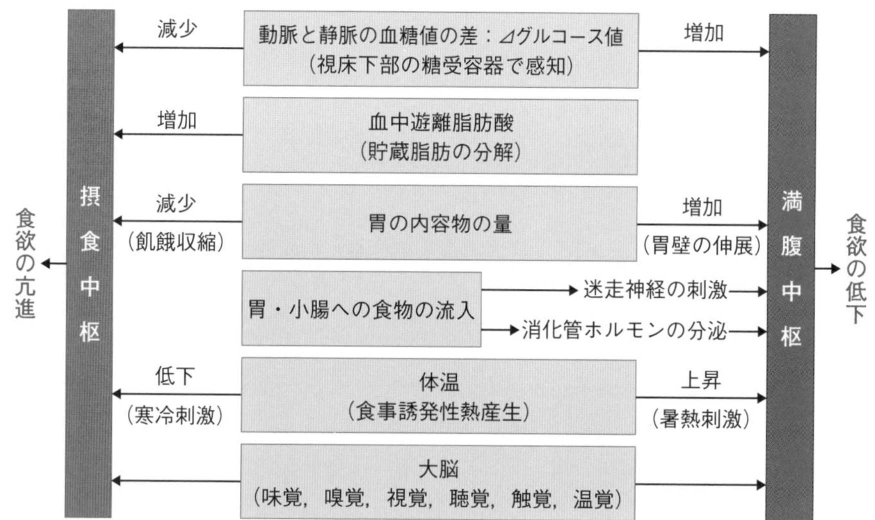

図2-3 摂食中枢・満腹中枢に作用する調節因子

取を促進する。動物実験でこの部位を破壊すると，空腹感を感じないため食物をとらなくなり，体重が減少する。

・満腹（飽食）中枢（視床下部腹内側核）：刺激されると満腹感を感じ，食物の摂取を抑制する。動物実験でこの部位を破壊すると，満腹感を感じないため食物を食べ過ぎて肥満になる。

この２つの中枢のバランスにより，食欲が調節される。２つの中枢は膵臓，甲状腺，副腎のホルモンの合成・分泌調節にも影響を及ぼす。これにより，エネルギーバランスと代謝調節を行っている。

●摂食中枢・満腹中枢に対する調節因子　図２−３に示すように，いくつかの調節因子が摂食行動の調節にかかわっている。また，大脳からの刺激は摂食中枢・満腹中枢のどちらにもかかわる。これらの調節因子は，次のような信号に分類できる。

・消化器官による神経信号：胃の膨満感，胃・小腸への食物の流入など。
・血中濃度による化学信号：グルコース，アミノ酸，遊離脂肪酸など。
・感覚器官による信号：大脳皮質，大脳辺縁系。

●レプチンによる食欲の調節　**レプチン**は脂肪細胞から分泌される**ペプチドホルモン**であり，体脂肪の増減によって分泌量が変化する。

レプチンは，図２−４のように視床下部にある受容体に作用することで，摂食量の減少やエネルギー消費の増加を促し，肥満を予防する働きをする。

肥満者ではレプチンの作用が低下し（レプチン抵抗性），食べ過ぎおよびエネルギー消費の減少に影響を及ぼしていると考えられている。

●体液性調節因子による食欲の調節　次のようなホルモン，代謝物質，サイトカイン，活性型アミンといった物質も食欲調節に関与している。

・食欲増加：**グレリン***，**副腎皮質ホルモン***，**ニューロペプチドY(NPY)***，**オピオ**

レプチン
摂食抑制作用やエネルギー消費増加作用をもつたんぱく質ホルモン。成熟脂肪細胞で産生され，血中に分泌。

ペプチドホルモン
インスリン，グルカゴン，成長ホルモンなど，ホルモン作用をもつ活性ペプチド（p.35，36）の総称。細胞膜にあるホルモン受容体と結合してホルモン作用を示す。

***用語解説は p. 17**

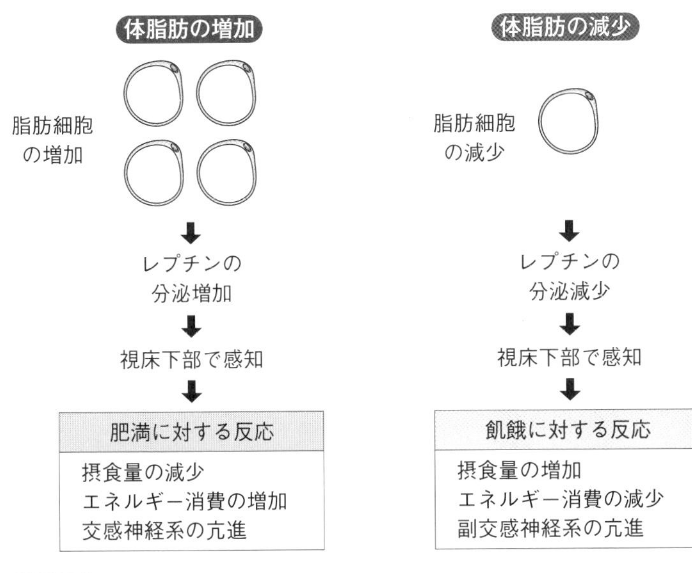

図2-4 レプチンの作用

イドペプチド*，ガラニン，ノルアドレナリン，ドーパミン，γ-アミノ酪酸(GABA)

・食欲抑制：インスリン（p. 26，**表3-2**），グルカゴン（p. 26，**表3-2**），**甲状腺刺激ホルモン分泌刺激ホルモン（TRH），オキシトシン，コレシストキニン(CCK)，インターフェロン（IFN），インターロイキン-1（IL-1），セロトニン，ヒスタミン**

グレリン*　胃で産生されるペプチドホルモン。成長ホルモン分泌を促進し，視床下部にも作用して食欲を増進させる。レプチンと拮抗する。

副腎皮質ホルモン*　副腎皮質由来のステロイドホルモンの総称。アルドステロンなどのミネラルコルチコイドと，コルチゾールなどのグルココルチコイドに大別され，男性ホルモンであるアンドロゲンも含まれる。

ニューロペプチドY(NPY)*　神経系で神経伝達物質として機能するペプチド。ノルアドレナリン作動性ニューロン（ノルアドレナリンを分泌する神経細胞）の血管収縮効果を増大させる。

オピオイドペプチド*　神経伝達物質，神経・ホルモンの調節物質として作用。エンケファリン類，エンドルフィン類，ダイノルフィン類の3系統がある。

ガラニン　中枢神経系など多くの部位でみられる神経伝達物質。インスリン，ガストリンなどの分泌抑制，消化管平滑筋の収縮抑制作用をもつ。

ノルアドレナリン　アドレナリン作動性神経の伝達物質で，フェニルアラニンからチロシン，ドーパ，ドーパミンを経て生合成される。なお，副腎髄質からもアドレナリンとともに分泌される。

ドーパミン　フェニルアラニンからアドレナリン（エピネフリン）が生成される過程で生じる中間体。カテコールアミン類。

γ-アミノ酪酸（GABA）　中枢神経系の抑制性神経伝達物質として作用するアミノ酸の一種。血液脳関門を通過できないため，神経細胞内でグルタミン酸から生成される。

甲状腺刺激ホルモン分泌刺激ホルモン（TRH）　アミノ酸3個のペプチドホルモンで，下垂体ホルモン分泌刺激ホルモンの一つ。視床下部で合成され，下垂体前葉に至り，甲状腺刺激ホルモン分泌を促進。

オキシトシン　下垂体後葉ホルモンの一つで，強力な子宮収縮作用と乳汁分泌作用をもつ。視床下部で合成され，後葉に輸送され貯蔵される。吸啜刺激や分娩時の子宮・腟の伸展刺激で血中に放出される。

コレシストキニン（CCK）　十二指腸粘膜から放出され，血流に入る消化管ホルモン。膵酵素分泌を刺激し，胆嚢を収縮させて胆汁排出を促進する。脂肪・アミノ酸など食事性因子で分泌が亢進。

インターフェロン（IFN）　ウイルス感染細胞で産生される糖たんぱく質で，細胞種によりα，β，γに分類。ウイルス増殖抑制作用があり，そのほか細胞増殖抑制，免疫反応修飾などの作用をもつ。

インターロイキン-1（IL-1）　リンパ球や単球などの免疫担当細胞や血管内皮細胞，上皮細胞など非免疫系細胞でも産生放出される可溶性物質。感染防御や傷害部位修復などの生体防御反応を起こす。

セロトニン　脳・腸などでトリプトファンから合成される神経伝達物質。血小板，中枢神経系組織，末梢組織・細胞に存在し，血管収縮による止血や胃液分泌抑制作用もある。

ヒスタミン　ヒスチジンの脱炭酸反応で生成される生理活性物質の一つ。経口摂取すると，じんましん，顔面紅潮などのアレルギー様中毒を起こす。花粉・ダニアレルギーでは，免疫系を介して肥満細胞からヒスタミンが遊離して発症する。脳内ヒスタミンには，食欲抑制作用があるとされている。

***用語出現は p. 16**

●そのほかの影響

・健康状態：発熱時など，体調不良の場合は，空腹であっても食欲が出ないことがある。

・心理状態：ストレスが強いと食欲は減退する。食習慣や嗜好も食欲に影響する。

・そのほか：調味料，香辛料，アルコールは食欲を亢進する。

B 食事のリズムとタイミング

生体機能にかかわる体温や血圧の調節，エネルギー代謝などの生命活動は，周期的なリズムにより調節されており，この現象を生体リズムという。生体リズムは，視床下部視交叉上核にある体内時計により調節されており，1日あるいはそれ以下
◀34-68 の短期のものから週，月，さらに年（季節）周期の長期的なものまである。◀ 生命現象の中で特に重要な生体リズムは，**概日リズム**（circadian rhythm；**サーカディアンリズム**）であり，摂食，睡眠・覚醒，代謝，内分泌など多くの生理機能が概日リズムを示す。生理機能のリズムにはそれぞれピークとなる時間帯が存在し，たとえ栄養摂取量が同量であっても，その摂取のタイミングにより体内利用などに大きな違いが生じるといわれている。

下記では日内リズムと栄養摂取の関係について，生体リズムと夜食や欠食との関係とともに扱う。

a 日内リズムと栄養補給

1 日内リズム

概日リズムは，24時間より長く25時間より短い範囲であり，加齢とともに数分ずつ短縮して24時間周期に近づいていく。この概日リズムと地球の自転リズム（24時間）のずれが明暗刺激により同調・修正されたものが日内リズム（diurnal rhythm）である。日内リズムは，生体リズムの中で最も基本的なものであり，「朝に起床し，日中活動し，夜に眠りに就く」という生活の繰り返しを維持している。この日内リズムにより身体的負担をかけず，一方で必要な時に最善を尽くすようになっている。一般に，生体内機能としての消化・吸収，代謝，身体活動性などは，それぞれ異なる日内リズムのピークを示す（**表2－2**）。

健康の維持にとって，生体リズムと生活リズムが一致することは重要である。体温・血圧は睡眠時に低下し，朝の覚醒時に最も低くなり，その後上昇して日中の活動に対応できる状態となる。

日内リズムは，日常的生活の中で環境適応するために形成され，完成すると1日程度の生活の乱れではリズムの乱れは起こりにくくなる。

2 栄養補給

生体リズムと食事摂取の関係は深く，消化・吸収や代謝にかかわる消化液・酵素の分泌リズムは，個々の摂食パターンの影響を強く受ける（**表2－2**）。したがって，明暗刺激環境下で形成された24時間周期の日内リズムのもとで「規則正しい食

表2-2 日内リズムのピーク時間帯

生体内機能	ピーク	生体内機能	ピーク	生体内機能	ピーク
体温	15～18時	肺活量	夕方	膵液分泌	夕方
尿量	昼過ぎ	インスリン分泌	朝	体内鉄利用	朝
記憶力	昼ごろ	味覚（塩，甘）	朝	副腎皮質ホルモン	昼間
運動能力	夕方	唾液分泌	夕方	成長ホルモン	夜間
酸素消費量	夕方	胃液分泌	20時ごろ	メラトニン	夜間

注）免疫力は，朝は低く，午後に高くなり，深夜には最低値となる。

生活・食習慣」を行うことは，生体に必要な合理的能力が備わることにつながる。

栄養補給のための食事摂取は，日内リズムに合わせることが望ましい。例えば，成長ホルモンは夕方以降に増加し，夜間に分泌ピークがあるため，比較的強い身体活動を行った直後に高たんぱく質の食事をとり，十分な睡眠をとると，筋たんぱく質の合成も促進される。

また，成長ホルモンは，脂肪合成抑制作用による肥満防止と体重調整の効果をもつ。しかし，消化管機能のピークを過ぎた深夜の時間帯に脂肪の多い食事をとり続けると，脂肪合成が亢進し，肥満になりやすくなる。

3 夜食

夜食は，「朝・昼・夕食の３食では不足する，１日に必要な栄養摂取の補食」であり，夜間の活動で生じる空腹を満たし，気分転換を図るものである。夜間は，副交感神経系が活発化し，インスリン作用も亢進するため体脂肪合成が増加する。夜食をとる場合や，夕食が夜間の遅い時間帯にずれる場合は，早い時間帯の夕食摂取に比べ，肥満になりやすい。したがって，エネルギー量が多く，消化・吸収に時間のかかる高脂肪食は避け，エネルギー量を少なくし，かつ消化・吸収の速いたんぱく質や炭水化物を主とすることが望ましい。

4 欠食

欠食は，１日当たりの摂取食品数や摂取栄養素量の減少によるエネルギー産生栄養素をはじめとした，すべての栄養素の不足を引き起こす。また，欠食による空腹状態の継続は，ストレスや胃液によって胃粘膜の防御作用を低下させる要因となる。

朝食欠食は，起床後の体温上昇抑制，脳細胞へのグルコース供給不足，グルカゴンに対するインスリン作用の優勢に伴う脂肪合成の亢進などの悪影響を及ぼす。朝食欠食の原因には，就寝時間の遅延による睡眠不足や，遅い夕食（夜食を含む）摂取による起床時の空腹感減衰などがあげられる。

Check 2 食物の摂取

問題 次の記述について，○か×かを答えよ。

摂食の調節

1 味覚閾値は，加齢に伴って低下する。
2 無味症は，亜鉛の過剰摂取により起こる。
3 摂食中枢が抑制されると，食物摂取量は減少する。
4 レプチンは，食欲を亢進させる。
5 インスリンは，食欲を抑制する。

食事のリズムとタイミング

6 不規則な食生活は，生体リズムの乱れに影響しない。
7 消化・吸収機能には，日内リズムがみられる。
8 深夜に高脂肪の食事をとり続けると，体脂肪合成が亢進する。
9 朝食の欠食は，起床後の体温上昇を促進する。
10 栄養素摂取量が同じであれば，1日のどの時間帯に摂取しても体内利用は同じである。

解説

1 × 味覚閾値は，加齢に伴って上昇し，特に塩味での上昇が大きい。
2 × 無味症は，鉄，銅，亜鉛などの二価陽イオン不足により起こる。
3 ○ 摂食中枢は，刺激されると空腹感を感じ，食欲が亢進して食事摂取量が増加する。
4 × レプチンは，視床下部の受容体に作用し，摂食量の減少やエネルギー消費量の増加を促進する。
5 ○ インスリンは，体液性の食欲調節因子の一つであり，食欲を抑制する。

---

6 × 消化管機能では，生体リズムのピークが夕方以降にあるため，早朝・深夜の食事摂取が消化管ホルモンや消化酵素の分泌に影響を及ぼす。
7 ○ 唾液，胃液，膵液などの消化液の分泌には日内リズムがあり，夕方から20時ころがピークである。
8 ○
9 × 朝食の欠食は，栄養素の摂取不足を生じる以外に，起床後の体温上昇抑制，脳へのグルコース供給不足，インスリン作用としての脂肪合成促進などが起こる。
10 × 深夜の時間帯では，消化管機能が低下しており，また体内利用も減少しているので脂肪合成が亢進する。生理機能のリズムには，それぞれピーク時間帯があるため，食事の摂取タイミングにより体内利用に大きな違いが生じる。

3 栄養素の消化・吸収と体内動態

A 消化・吸収と栄養

食物が消化管の上皮を通過して体液中に取り込まれるには，小さな分子にする必要がある。この分解の過程を**消化**という。また，消化したものが体内に取り込まれ，血液やリンパ液へ移送されることを**吸収**という。

消化には，咀嚼や蠕動運動により破砕・混合されて細分化される**物理的（機械的）消化**，種々の消化酵素の分解作用により高分子成分が低分子化され，胃酸・胆汁酸塩などにより変性・溶解・乳化などが行われる**化学的消化**，大腸内細菌により難消化物や未消化物が発酵・腐敗して分解される**生物学的消化**がある。

a 水溶性栄養素

糖質，たんぱく質，水溶性ビタミン，電解質は水溶性である。これらの栄養素は消化作用により最小単位近くまで分解され，腸管から吸収される。

補足　消化酵素の働きにより，糖質はガラクトース，フルクトース，グルコースの単糖に，たんぱく質はアミノ酸やオリゴペプチドとなり吸収される。

b 疎水性栄養素[1]

脂質は**疎水性**であるため，腸管内で胆汁酸などと**ミセル**を形成し，水溶性となって吸収される。コレステロール，脂溶性ビタミンは，ミセルに取り込まれることで腸管から吸収される。

B 消化の過程[2]

消化器系は，**口腔**，**咽頭**，**食道**，**胃**，**小腸**（十二指腸・空腸・回腸），**大腸**（盲腸・結腸・直腸）といった肛門に至る消化管と，**膵臓**，**肝臓**などの付属器官からなる（**図3－1**）。

消化管は粘膜，筋層，漿膜（食道では外膜）の３層からなる（**図3－2**）。これらの筋による動きを組み合わせることで，食物を混ぜ合わせ，消化管内を移動させている。また，消化管の外側は漿膜という薄い膜で覆われている。

消化液に含まれる消化酵素とそれらの**至適 pH**，**基質**，生成物を**表3－1**に示す。

a 口腔内消化[2]

食物は口腔内で咀嚼され，噛み砕かれる。食塊は唾液などの粘液で覆われることで嚥下が容易となる。口腔内の粘膜は重層扁平上皮によって覆われている。

---

[1] 35-76

疎水性
水分子との親和性が弱い，水素結合をつくりにくい性質のこと。この性質をもつメチル基，ベンゼン環などの分子中の原子団を疎水基という。

ミセル
多数の分子（10～100）が疎水基を内に，親水基を外に向けて会合した状態をいう。疎水基を外にしてできるものを逆ミセルという。

[2] 34-69

至適 pH
酵素により触媒される化学反応が最大となる pH 条件のこと。酵素分子の活性中心にある特定の解離基が関与する。

基質
酵素作用を受けて変化する化合物または分子のこと。酵素分子は基質独特の分子構造を特異的に認識して作用。これを酵素の基質特異性という。

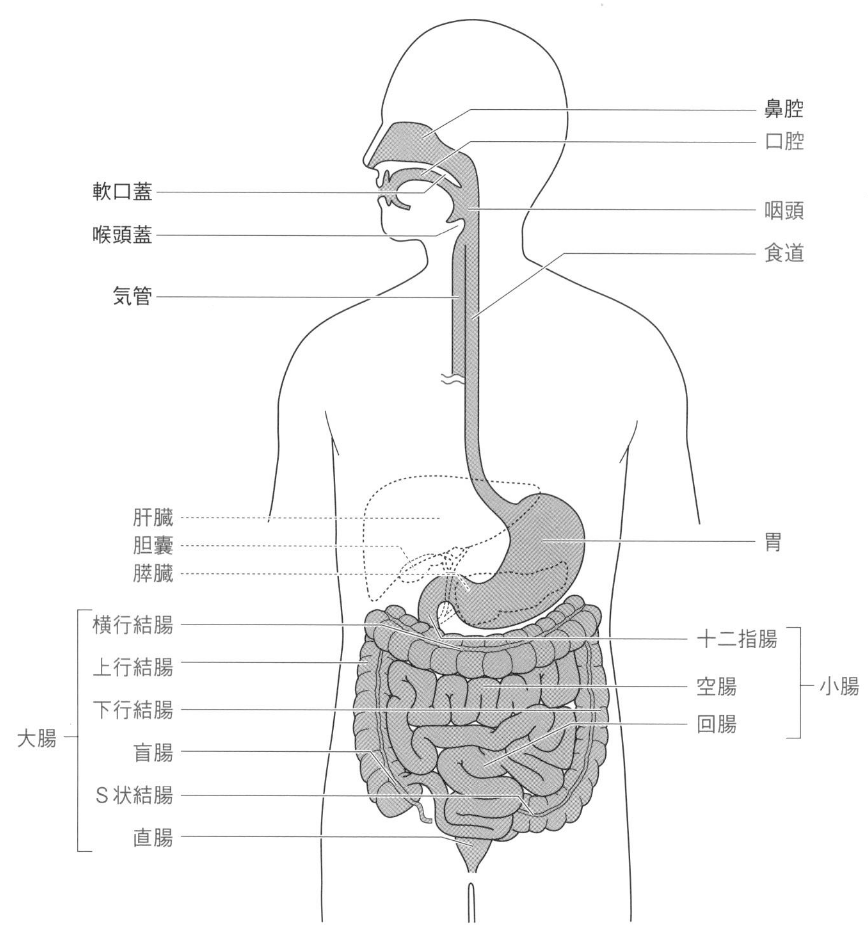

図3-1 消化器系の構造

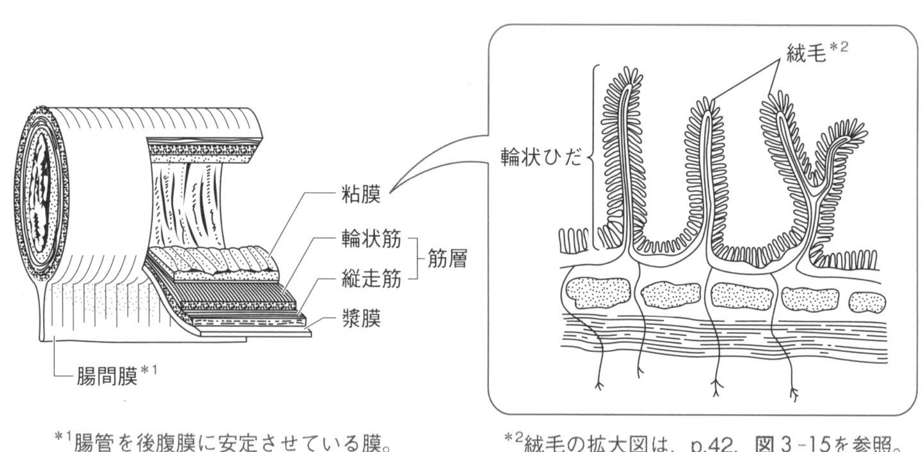

*1腸管を後腹膜に安定させている膜。
血管，リンパ管，神経が通っている。

*2絨毛の拡大図は，p.42，図 3 -15を参照。

図3-2 消化管（小腸）の構造と粘膜の拡大図

1 唾液の分泌と成分

唾液は，口腔内の大唾液腺（**耳下腺**，**顎下腺**（がっか），**舌下腺**）から分泌される。分泌量は，1 日当たり約 1 ～1.5L である。

表3-1 消化液の一般性状と主な消化酵素

消化液	消化酵素	至適 pH	基　質	主な生成物	活性化物質
唾　液	α-アミラーゼ	pH6.6～6.8	デンプン（アミロース，アミロペクチン）	リミットデキストリン（オリゴ糖），マルトトリオース，マルトース	Cl^-
胃　液	ペプシン	pH 1 ～ 3	たんぱく質	ペプトン	胃酸(HCl)
膵　液	α-アミラーゼ	pH 7	デンプン（アミロース，アミロペクチン）	マルトース，マルトトリオース	Cl^-
	トリプシン	pH 8 ～ 9	たんぱく質，ポリペプチド	オリゴペプチド	
	キモトリプシン	pH 8 ～ 9	たんぱく質，ポリペプチド	オリゴペプチド	
	カルボキシペプチダーゼ	pH 7 ～ 9	たんぱく質，ペプチド（C 末端）	ポリペプチド，アミノ酸	
	リパーゼ	pH 8	トリグリセリド	モノグリセリド，脂肪酸	胆汁酸塩
腸　液（膜消化）	ジペプチダーゼ	pH 8 付近	ジペプチド	アミノ酸	
	マルターゼ	pH 8 付近	マルトース（麦芽糖）	グルコース	
	ラクターゼ	pH 8 付近	ラクトース（乳糖）	グルコース，ガラクトース	
	スクラーゼ	pH 8 付近	スクロース（ショ糖）	グルコース，フルクトース	

唾液は，漿液（水，電解質，α-アミラーゼなど）と粘液（**ムチン**など）からなる。

ムチン
上皮性細胞，粘膜，唾液腺などが産生する高粘度粘性物質の総称。糖たんぱく質を主成分としている。

2 唾液の作用

- デンプンの消化：唾液**α-アミラーゼ**によって，デンプンのα-1,4-グルコシド結合を分解する（p. 27，図 3-5 参照）。
- 粘膜保護：粘液に含まれるムチンは粘膜を保護する。
- 嚥下：水分，ムチンの働きで食塊の嚥下を容易にする。
- 口腔内抗菌作用：唾液に含まれるリゾチームやペルオキシターゼには，口腔内抗菌作用がある。

α-アミラーゼ
Cl^-（クロールイオン，塩化物イオン）によって活性化され，唾液腺細胞内の分泌顆粒中に活性型で存在する。

3 咽頭と食道

食塊が咽頭の粘膜に触れると，嚥下運動が反射的に起こる。まず軟口蓋が背側に押しつけられ，鼻腔との隙間が閉じられ，呼吸が止まる。同時に，喉頭蓋が気管をふさぐことで，食塊は気管に入ることなく，食道に送られる。

食塊が食道の入り口に入ると，食道の輪状筋が**蠕動**(ぜんどう)を始め，食塊を胃の方向へ押し下げる。

蠕動
消化管が環状の収縮を次々と肛門側に移行させ，内容物を送り出す運動。アウエルバッハ神経叢を介する反射性収縮。

b 胃内消化◀

◀ 35-70

胃では，食道から入ってくる食塊が一時的に貯められ，消化の第一段階が行われる。胃の内容物が十二指腸に送られると，腸-胃反射が起こり，胃の運動は抑制される。

1 胃腺

胃腺は胃粘膜にみられる**胃小窩**(か)に開口し，約350万個ある。胃粘膜は単層上皮に

胃小窩
胃の内腔表面の粘膜上皮の陥入をいう。

よって覆われている。胃腺は部位によって分類され，主に噴門部に分布する**噴門腺**，胃底部から胃体部にかけて広く分布する**胃固有腺（胃底腺）**，幽門部に分布する**幽門腺**がある。

胃腺を構成している細胞には次のようなものがあり，胃腺の種類によって細胞の構成に変化がある（**図 3 - 3**）。

・頸粘液細胞：粘膜保護作用をもつ粘液を分泌する。

・壁細胞：胃酸（HCl，塩酸）を分泌する。殺菌作用がある。

・主細胞：腺の底部にあり，**ペプシノーゲン**を分泌する。ペプシノーゲンは胃酸によって活性化され，消化酵素**ペプシン**になり，たんぱく質を分解する。

・内分泌細胞（ガストリン分泌細胞，G 細胞）：胃酸分泌亢進作用のある**ガストリン**を分泌する。

ペプシノーゲン
高等動物の胃粘膜主細胞で合成・分泌される。ペプシンの原酵素で不活性型。胃液中の塩酸またはペプシンにより活性化される。

ペプシン
プロテイナーゼに分類される動物胃液のたんぱく質分解酵素。主として芳香族アミノ酸を含むペプチド結合を加水分解する。

ガストリン
胃幽門前庭部の粘膜上皮 G 細胞から放出される消化管ホルモン。摂食により分泌され，胃体部壁細胞に作用して胃酸分泌を促す。

2 胃液の分泌と成分

胃液は胃腺から分泌される。分泌量は 1 日当たり約1.5～2.5L である。

胃液の成分は胃酸（塩酸），電解質（Na^+，K^+，Mg^{2+}，HCO_3^-，SO_4^{2-} など），消化酵素〔ペプシン（たんぱく質分解酵素）〕，粘液などで，pH 1 ～ 3 の強い酸性を示す。

補足　舌下腺や胃腺からも，脂肪分解酵素であるリパーゼが分泌される。ただし，リパーゼの至適 pH は中性付近であるため，強酸性下の胃内での作用は弱い。

3 栄養素の胃内消化

・たんぱく質：胃酸によって変性し，たんぱく質の三次構造が崩壊する。分解にはペプシンが関与する。

・糖質：胃では糖質の消化酵素は分泌されない。しかし，食塊の pH が下がりきらない間は唾液アミラーゼによる分解が少しずつ進行する。

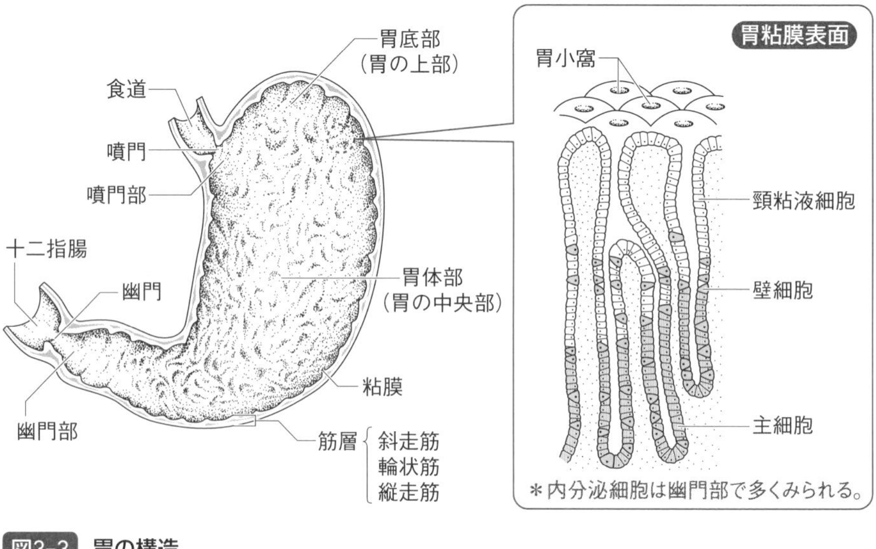

食道
噴門
噴門部
十二指腸
幽門
幽門部
胃底部（胃の上部）
胃体部（胃の中央部）
粘膜
筋層 斜走筋 輪状筋 縦走筋
胃粘膜表面
胃小窩
頸粘液細胞
壁細胞
主細胞
＊内分泌細胞は幽門部で多くみられる。

図3-3 胃の構造

C 小腸内消化◀1

◀1 34-69

食物は，口腔内消化の後，消化管における管腔内消化を経て，小腸粘膜での膜消化を受けて体内に吸収される。

小腸は腹腔内を蛇行し，右下腹部で大腸に移る6～7mの管である。十二指腸・空腸・回腸に分けられる。

十二指腸下行部では，総胆管と膵管が合流して開口しており，胆汁，膵液を放出する。

1 小腸粘膜の特徴

小腸の粘膜は単層上皮で覆われている。また輪状ひだがあり，その表面には**絨毛**(じゅうもう)が生えている（p. 22，**図3-2**，p. 42，**図3-15** 参照）。さらに，絨毛の表面は**微絨毛**で隙間なく覆われている。これらの構造により管内の表面積が広がり，吸収効率が高まっている。栄養素の吸収のほとんどは小腸で行われる。

- 微絨毛の構造：吸収細胞の管腔側の表面にある。長さ約1μm，直径0.08～0.14μm。
- 微絨毛の役割：①1個の細胞当たりの管腔表面積を約20倍に増大（＝吸収効率を高める)，②膜消化，③微小環境の形成(→細菌の物理的排除，栄養素の選択)。

2 管腔内消化

●**管腔内消化**　消化管に分泌される唾液，胃液，膵液の消化酵素による中間的消化。この消化は，高分子内部の結合の所々を切除するだけで，吸収可能な低分子まで分解できない。

3 膵臓とは

膵臓とは，胃の後ろにある，長さ約15cm，重さ80～160gの臓器である。膵臓は膵液を分泌する外分泌腺と，ホルモンを分泌する内分泌腺をもつ。膵臓の容積の98%は外分泌腺で，内分泌腺の**ランゲルハンス島**（p. 48参照）が散在する（**図3-4**）。

ランゲルハンス島
膵臓実質（血管，導管などを除いた細胞部分）内に散在する内分泌腺。ヒトではA, B, D細胞の3種類が同定されており，それぞれグルカゴン，インスリン，ソマトスタチンを産生・分泌する。

●**膵臓の外分泌部**

- 膵液の分泌：1日当たり約1～2Lの膵液を分泌する。
- 腺房細胞：膵臓の外分泌腺。消化酵素たんぱく質（膵液）を合成し，分泌顆粒として腺内腔側に蓄積する。HCO_3^-（炭酸水素イオン）と大量の水を分泌する。
- 導管上皮細胞：膵臓の導管部分にある。HCO_3^-と大量の水を分泌する。

●**膵臓の内分泌部**　内分泌腺であるランゲルハンス島のA細胞（α細胞）からは**グルカゴン**，B細胞（β細胞）からは**インスリン**，D細胞（δ細胞）からは**ソマトスタチン**が分泌され，**表3-2**のような血糖値の調節を行っている。

4 膵液の作用(1)　中和作用◀2

◀2 35-70

膵液にはHCO_3^-が含まれるため，胃酸による酸性を中和する作用がある。これにより小腸内はアルカリ性となる。消化管ホルモンである**セクレチン**は，膵臓からのHCO_3^-分泌を促進することで酸を中和する（p. 30，**表3-4** 参照）。

セクレチン
十二指腸粘膜内S細胞で合成され，胃内容物の十二指腸への移行刺激で分泌される消化管ホルモン。膵液分泌を促すが，膵液により内容物が中和されるとセクレチン分泌は止まる。

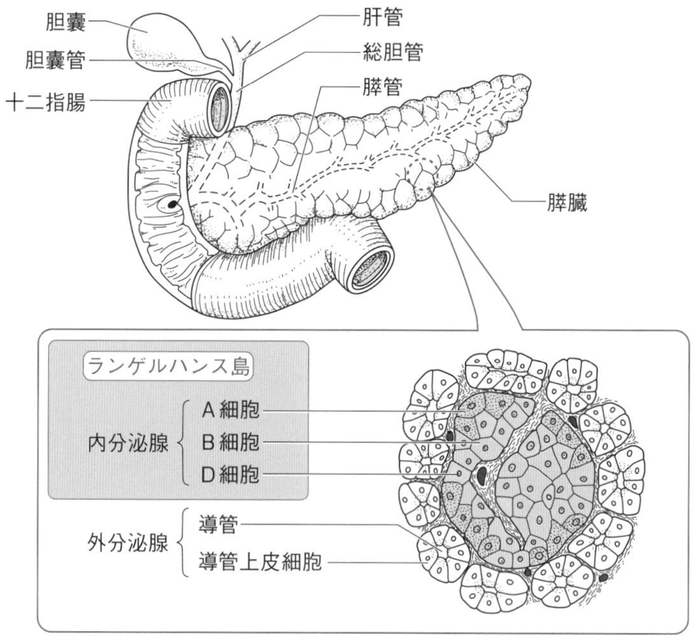

図3-4 膵臓の構造と各器官とのつながり

表3-2 膵臓から分泌されるホルモン

	分泌されるホルモン	作用など
A 細胞	グルカゴン	血糖上昇作用（血糖が異常に低下すると分泌される。肝臓のグリコーゲンの分解を促進し，血糖を上昇させる）。
B 細胞	インスリン	血糖低下作用（血糖の上昇に伴い分泌される。血中のグルコースを筋肉，脂肪組織，肝臓に取り込み，血糖を低下させる。血糖低下に働く唯一のホルモン）。
D 細胞	ソマトスタチン	インスリンやグルカゴンの分泌を抑制するときに分泌される。

◀ 34-69

5 膵液の作用(2) 膵液に含まれる消化酵素の働き◀

膵液には多種類の消化酵素が含まれている。エネルギー産生栄養素の分解酵素（デンプン分解酵素，たんぱく質分解酵素，脂肪分解酵素）のほか，核酸，コレステロールなどの分解酵素も存在する。

- **デンプン分解酵素**　膵液 α-アミラーゼによって，デンプンの α-1,4-グルコシド結合を分解する（**図3-5**）。なお，唾液 α-アミラーゼも同一の分解をし，分子量も同じであるが，物理化学的な性質が異なっている。このような酵素をアイソザイムという。
- **たんぱく質分解酵素**　トリプシン，キモトリプシン，カルボキシペプチダーゼがあり，次のような特徴がみられる（**表3-3**）。

・膵液中のたんぱく質分解酵素は，分泌顆粒中では**表3-3**にまとめたような不活性型を示している。それが消化液中に分泌されて活性型となり，ペプチドのペプチド結合を分解する。

・これらのたんぱく質分解酵素は，それぞれ作用部位が異なる。ペプチドの中央部に作用する酵素を**エンドペプチダーゼ**，ペプチド鎖のC末端に作用する酵素を**エキソペプチダーゼ**という。また，エンドペプチダーゼは特定のアミノ酸のカルボキシル基（-COOH）側に作用する。

●**脂肪分解酵素**　脂肪の分解は膵液リパーゼによって小腸上部で行われる。膵液リパーゼがトリグリセリドのエステル結合を分解する(**図3-6**)。

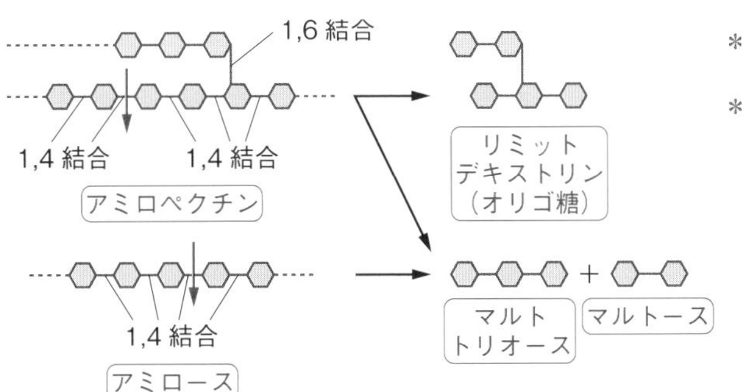

＊⬡はグルコースを示す。

＊↓はα-アミラーゼにより分解される1,4結合の例を示す。

図3-5　α-アミラーゼによるデンプンの分解

表3-3　膵液中のたんぱく質分解酵素

	不活性型	活性型	活性化因子	作用部位
エンドペプチダーゼ	トリプシノーゲン	トリプシン	エンテロキナーゼ，トリプシン，Ca^{2+}	ペプチド中央部。塩基性アミノ酸の-COOH側。
	キモトリプシノーゲン	キモトリプシン	トリプシン	ペプチド中央部。芳香族アミノ酸やトリプトファンの-COOH側。
エキソペプチダーゼ	プロカルボキシペプチダーゼ（AとB）	カルボキシペプチダーゼ	トリプシン	ペプチド鎖のC末端。Aは芳香族アミノ酸，Bは塩基性アミノ酸がC末端にある場合に作用する。

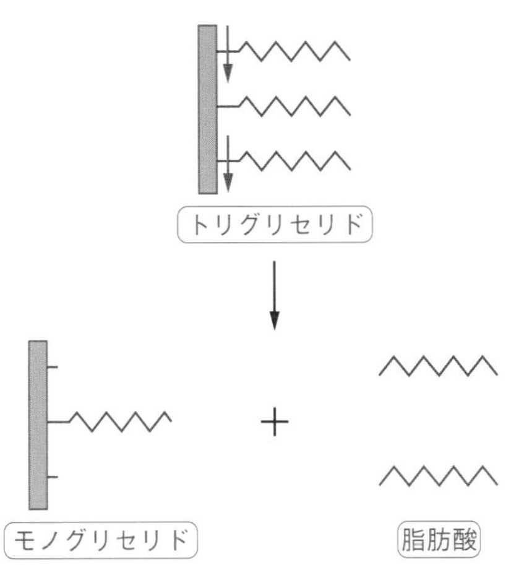

＊▮はグリセロール，ᐱᐱᐱᐱは脂肪酸を示す。

＊↓はリパーゼにより分解されるエステル結合を示す。

＊トリグリセリドの「トリ」は3を意味する。

図3-6　膵液リパーゼによるトリグリセリドの分解

6 胆嚢とは

胆嚢は肝臓の下にある小さな器官（p. 26，**図3－4** 参照）で，肝臓で生成された胆汁の貯蔵，濃縮を行う。食物の摂取により胆嚢の収縮が起こり，胆嚢に貯蔵されていた胆汁が総胆管を経由して十二指腸へ排出される。

7 胆汁の分泌と成分

胆汁の分泌量は1日当たり500～1,000mL。97～98％は水であり，主要な成分は胆汁酸塩（約2％）で，電解質，アミノ酸，胆汁色素（**ビリルビン**），**レシチン**，コレステロールなどを含む。消化酵素は含まれていない。

ビリルビン
ヘモグロビンやミオグロビン，あるいはシトクロム，カタラーゼなどの呼吸酵素から生じるヘム最終産物。生成量の約80％は成熟赤血球由来。

レシチン
動・植物，酵母，カビ類に広く分布する代表的なグリセロリン脂質。生体膜の主要構成成分で，哺乳動物では全リン脂質の30～50％を占める。ホスファチジルコリンともいう。

8 胆汁酸塩の生成と腸肝循環

胆汁酸塩は，肝臓でコレステロールから生成される。胆汁酸塩は胆汁に排出された後，回腸の下部で吸収され，肝臓に戻る。この循環を**腸肝循環**（p. 66）という。

9 胆汁酸塩の作用

胆汁酸塩は強い界面活性作用をもつ。そのため，脂肪を乳化し，リパーゼによる脂肪分解を助ける作用がある。

d 膜消化

1 膜消化とは

摂取した食物が吸収されるためには，まず消化管内での消化（管腔内消化）が行われるが，それのみでは栄養素が最終的に吸収されるまでには至らない。小腸上皮細胞の微絨毛表面に存在する酵素によって行われる最終的な消化が膜消化である。その際，消化の最終段階と吸収の初発段階は同時に進行する。ペプチドや二糖類の消化・吸収が該当する。管腔内消化で得られた中間消化物は，微絨毛膜に局在する酵素によって吸収可能な低分子にまで加水分解される（**図3－7**）。

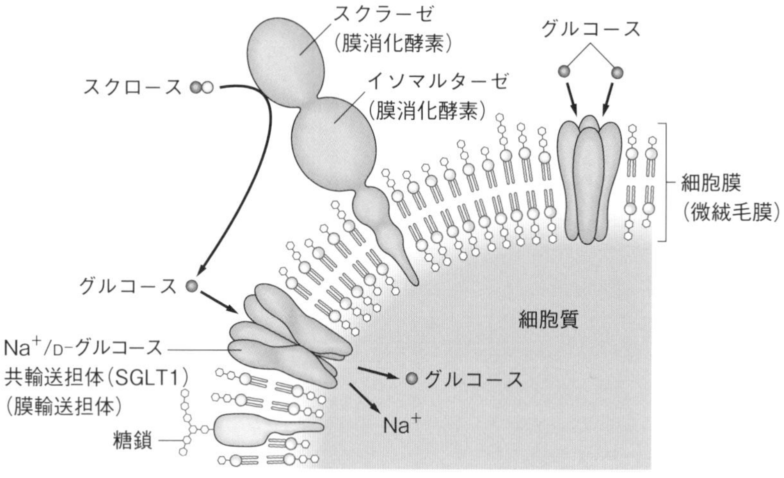

図3-7　微絨毛膜における膜消化酵素と輸送担体の連携

資料）合田敏尚：消化・吸収，p. 236（2002）第一出版

2 吸収

前述の中間消化物は，膜消化されると同時に膜近傍の**膜輸送担体**によって細胞内に取り込まれる。膜消化と吸収は，小腸上皮の微絨毛膜で同時に進行する（図3-7）。

膜輸送担体
細胞が膜を通して必須の栄養素を取り込み，ほかの物質を排出するときに，これらの物質に結合して輸送する膜たんぱく質のこと。特定物質を特定方向に輸送する。

C 管腔内消化の調節

a 脳相，胃相，腸相◀

◀ 35-70

消化器系の管腔内消化は，食物の化学的刺激，咀嚼などの機械的刺激，神経性の刺激とホルモン性の刺激などにより調節されている。食事に対する消化器系の応答は，脳相（頭相），胃相，腸相に分けられる（図3-8）。

- **脳相**　食物の味覚，視覚，嗅覚などにより，消化管の運動や消化液の分泌が起こる段階。唾液・胃酸・ペプシノーゲン分泌が促進される。
- **胃相**　食物が胃内に入り，胃そのものはもとより，そのほかの消化管に変化が起こる段階。本格的に胃酸・ペプシノーゲン分泌が促進される。なお，胃内容物の pH が 2 以下になるとガストリン分泌は抑制される。
- **腸相**　食塊が胃から十二指腸に移送されて，胃の働きが抑制される段階。胃液分泌が抑制される一方で，膵液や胆汁の分泌が促進される。

b 自律神経系による調節◀

消化器系の多くの器官は**交感神経**と**副交感神経**の二重支配を受け，それらは拮抗的に働く。一般に副交感神経は消化器の運動・分泌機能を促進し，交感神経はそれ

脳相

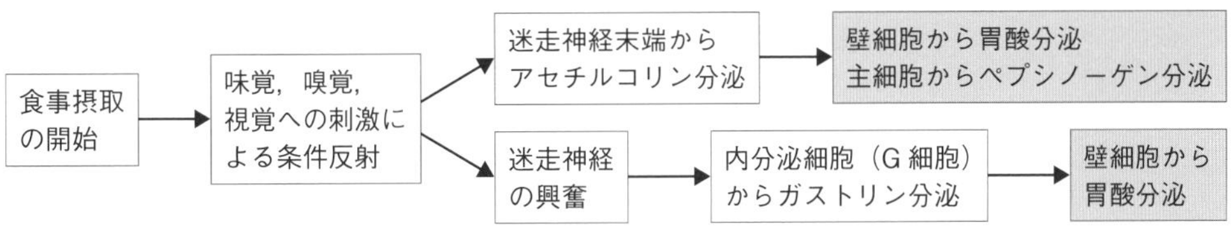

胃相

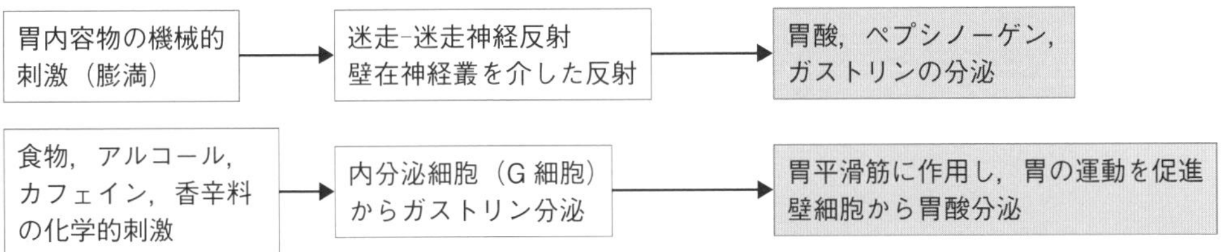

腸相

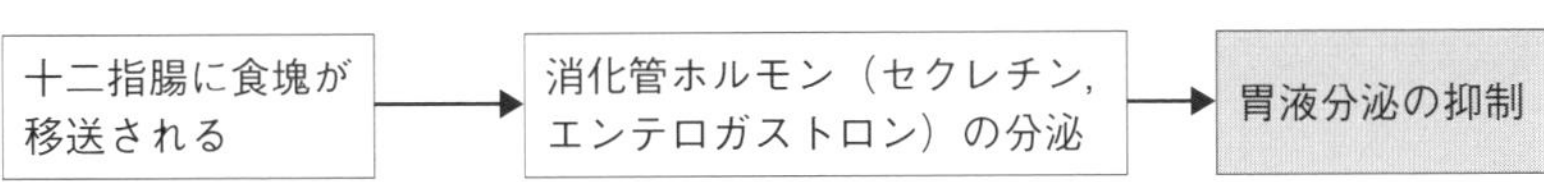

図3-8 脳相・胃相・腸相

らを抑制するが，唾液腺は例外的に双方が促進する。

1 消化管の調節

・交感神経：消化管活動を抑制する。

（例：内臓神経（交感神経）→ガストリンの胃酸分泌亢進作用を抑制）

・副交感神経：消化管活動を促進する。

（例：迷走神経→ガストリンの胃酸分泌亢進作用を促進）

補足 副交感神経は主に体を緊張から解きほぐし，休息させるように働いたり，血管を拡張したり，内臓を活発化する。一方，交感神経は主に肉体的活動（運動やストレスに対する反応）を刺激する。そのため，次のような影響が起こる。
楽しい食事環境→唾液，胃酸の分泌促進（副交感神経優位）
慢性的なストレス（交感神経優位）→胃酸分泌の持続的亢進（バランスをとるために副交感神経の働きが亢進）→胃・十二指腸粘膜への傷害

2 唾液腺の調節

・交感神経：粘性に富んだ少量の唾液の分泌を促進。

・副交感神経：漿液性（さらさらしている）の多量の唾液の分泌を促進。

◀35-70

C 消化管ホルモンによる調節

1 消化管ホルモンの種類

胃や小腸などには**消化管ホルモン**を分泌する内分泌細胞があり，管腔内消化を調節している。主な消化管ホルモンとその合成部位，分泌細胞，作用については，**表3-4**を参照。

補足 消化管ホルモンは**表3-4**のほかに，エンテロガストロン（胃酸・ガストリン分泌の抑制），モチリン（胃・腸管運動促進），ソマトスタチン（ガストリン，セクレチン分泌の抑制），P物質（腸管運動促進）などがある。

2 消化管ホルモンの特徴

・一般に消化管粘膜にある分泌細胞から血中に分泌される。

・複数の消化管ホルモンが協調・拮抗して，消化管の働きを調節する。

表3-4 主な消化管ホルモン

ホルモン	合成部位	分泌細胞	主な作用
ガストリン	胃幽門，十二指腸	G細胞	胃酸分泌促進 ペプシノーゲン分泌促進 （p. 24参照）
セクレチン	十二指腸，空腸	S細胞	膵臓からの HCO_3^-（炭酸水素イオン）分泌促進 （p. 25参照）
コレシストキニン（CCK）	十二指腸，空腸	I細胞	胆嚢の収縮（胆汁の分泌） 膵酵素分泌促進（p. 17参照）
グルコース依存性インスリン分泌刺激ホルモン（GIP）	十二指腸，空腸	K細胞	胃酸・ペプシン・ガストリン分泌抑制 インスリン分泌刺激

・食物の成分またはその分解産物の刺激によって分泌される。

D 吸収の過程

a 膜の透過 33-71

栄養素が腸粘膜を通過する機構には，**受動輸送・能動輸送・膜動輸送**がある（**表3－5**）。受動輸送は**濃度勾配**に従う（高濃度側から低濃度側への）吸収で，単純拡散と輸送担体を介する**促進拡散**があり，さらに，最も原始的なものとしてエンドサイトーシス（飲食作用）がある。能動輸送はエネルギー（ATPの加水分解）を利用して濃度勾配に逆らった吸収である（下記b 参照）。

濃度勾配
細胞の内と外のように，一つの系の中で場所によってある物質の濃度が異なる場合の濃度の傾き。

b 受動輸送・能動輸送・膜動輸送

●受動輸送

・単純拡散：腸管腔に存在する栄養素の濃度が上皮細胞内の濃度より高い場合に起こる吸収で，濃度勾配に比例して輸送速度が速くなる。エネルギーを必要としない。ほとんどの物質は単純拡散で吸収される。

・促進拡散：単純拡散と同様，濃度勾配に従って吸収されるが，栄養素は輸送担体を介して細胞膜を通過する。単純拡散に比べて速度が速い。エネルギーを必要としない。

・**エンドサイトーシス**：吸収しようとする細胞外の物質を細胞膜で包み込み，細胞内に取り込む。エネルギーを必要としない（p. 32参照）。

エンドサイトーシス
飲食作用ともいわれ，白血球やアメーバーなどが細菌などを取り込む方法。

●能動輸送

能動輸送は受動輸送とは異なり，腸管腔に存在する栄養素の濃度が低い場合でも，濃度勾配に逆らって栄養素を輸送する。細胞内でつくられたエネルギーを使って，分子量の大きい水溶性栄養素（グルコース，アミノ酸など）を，輸送担体を介して細胞膜を通過させる。能動輸送はエネルギーの利用の仕方から，一次性能動輸送と二次性能動輸送に分けられる。

・一次性能動輸送：ATPの**加水分解**によるエネルギーを直接利用して栄養素を輸送する。代表的な例として，細胞外にNa^+をくみ出すNa^+-K^+ポンプがあげられる。

・二次性能動輸送：一次性能動輸送で生じたイオン濃度勾配を利用して栄養素を

加水分解
ある化合物が2個またはそれ以上に分解するとき，水分子が分解しながら反応生成物に結合する変化。

表3-5 受動輸送と能動輸送の比較

	受動輸送	能動輸送	膜動輸送
基質濃度	濃度勾配に依存する	濃度勾配に逆行する	濃度勾配に逆行する
エネルギー	依存しない	依存する	依存する
輸送担体	単純拡散：依存しない 促進拡散：依存する	依存する	依存しない

輸送する。代表的な例として，細胞内にグルコースを輸送する Na^+/D-グルコース共輸送担体（SGLT 1）があげられる（p. 28，**図3-7**）。このように，グルコースやガラクトースは Na^+と共役して輸送される。

・膜動輸送：細胞膜の一部が陥入して袋状になり，その部分がちぎり取られてできた小胞の中に細胞外の物質が取り込まれるエンドサイトーシス（p. 31参照）と細胞内の分泌顆粒の膜が細胞膜と融合して開口し，分泌顆粒の中身が細胞外に分泌する**エキソサイトーシス**がある。

エキソサイトーシス
開口分泌ともいわれ，ホルモン，神経伝達物質，ペプチドなど分泌される方法。

E 栄養素等の吸収[1]

[1] 37-69

炭水化物，たんぱく質，脂質を分解する消化酵素を，**表3-6**にまとめた。

a 炭水化物[2]

[2] 36-71 33-72

1 糖質の消化・吸収（図3-9）

人間はエネルギーの大部分を糖質から得ている。食物に含まれる主な糖質は多糖類で，その中で特に重要なものは**デンプン**である。

❶多糖類の管腔内消化　デンプンは，唾液腺・膵臓から分泌される α-アミラーゼによる管腔内消化によって，マルトースなどの少糖類となる。

❷少糖類の膜消化

・マルトース（麦芽糖）：小腸吸収細胞の刷子縁（さっしえん）膜に局在するマルターゼの膜消化によって2分子の**グルコース**（ブドウ糖）に分解される。

・ラクトース（乳糖）：小腸吸収細胞の刷子縁膜に局在するラクターゼの膜消化によってグルコースと**ガラクトース**に分解される。

・スクロース（ショ糖）：小腸吸収細胞の刷子縁膜に局在するスクラーゼの膜消化によってグルコースと**フルクトース**に分解される。

❸単糖類の吸収　グルコース，ガラクトース，フルクトースのような単糖類は小腸吸収細胞の輸送担体（SGLT 1，GLUT 5）により受動輸送されて吸収さ

デンプン
高等植物の種子・根茎などに多く含まれる多糖。枝分かれ構造のアミロペクチンと直鎖構造のアミロースの2種類がある。両者の割合差が固有の粒子形状に反映される。（p. 33，Column 参照）

グルコース
ブドウ糖。植物界に多量に存在する六炭糖の一種。デンプン，スクロース（ショ糖）などの構成成分であるとともに，生物にはエネルギー源として最も重要な機能をもつ。

ガラクトース
六炭糖の一種で，乳糖，多糖，糖脂質などの成分として動植物，細菌に広く分布するが，遊離状態で存在することはまれ。グルコースに性質は近いが甘みは少ない。

フルクトース
果糖。六炭糖の一種で，果実，はちみつ，精液中に存在する単糖。グルコースと結合してスクロース（ショ糖）を構成する。

表3-6 消化酵素のまとめ

	消化酵素	分解（基質→生成物）
炭水化物	α-アミラーゼ	デンプン→リミットデキストリン→マルトース（麦芽糖）
	マルターゼ	マルトース（麦芽糖）→グルコース＋グルコース
	ラクターゼ	ラクトース（乳糖）→グルコース＋ガラクトース
	スクラーゼ	スクロース（ショ糖）→グルコース＋フルクトース
＊たんぱく質	ペプシン	たんぱく質→ポリペプチド
	トリプシン キモトリプシン	ポリペプチド→オリゴペプチド
	カルボキシペプチダーゼ ジペプチダーゼ	ペプチド→ペプチド＋アミノ酸
脂質	リパーゼ	トリグリセリド→モノグリセリド＋脂肪酸

注）＊それぞれの消化酵素は，分解するペプチド結合の位置が決まっている（p. 27，**表3-3**）。

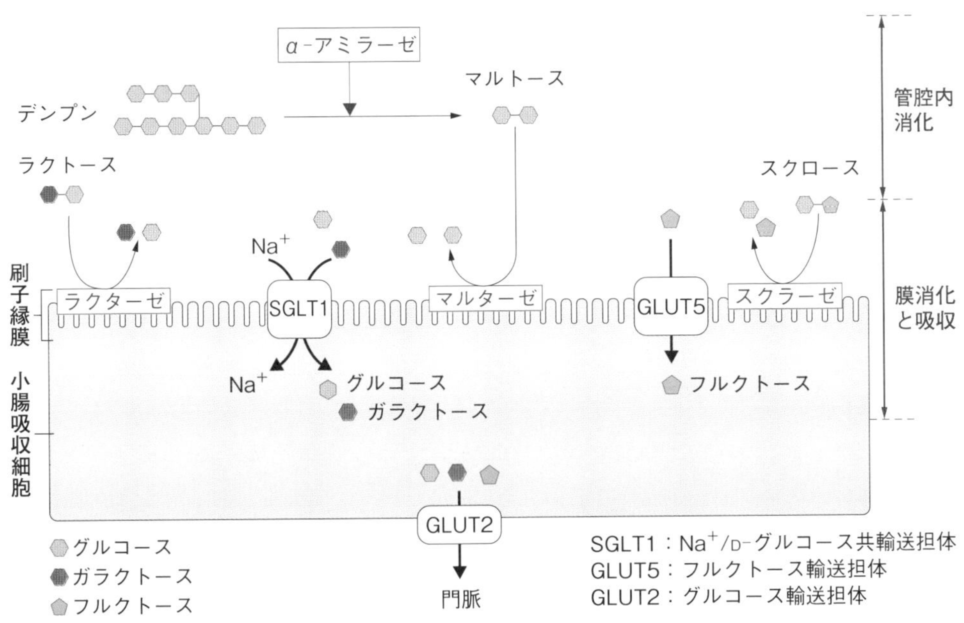

図3-9 糖質の消化と吸収

れ，細胞内を通過し，毛細血管へ移送される。その後，門脈を介して肝臓に運ばれる（p. 46, 4-A-b 参照）。

2 食物繊維の消化・吸収（p. 55, 4-D 参照）

食物繊維の一種であるセルロースは，グルコースからなる多糖類で，植物の細胞壁を構成しているが，ヒトの消化酵素では消化されない成分である。

食物繊維の一部は大腸で腸内細菌による発酵を受け，短鎖脂肪酸（**酪酸**，**プロピオン酸**など）となって吸収され，エネルギー源となる。

b 脂質◀

脂質の消化は，脂質分解酵素の膵液リパーゼによって小腸上部で行われる。吸収の大部分は空腸で行われ，回腸末端までには終わる。脂質は疎水性であるため，胃内での消化に最も時間がかかる。

1 長鎖脂肪酸トリグリセリドの消化・吸収（図3-10）

長鎖脂肪酸トリグリセリド（LCT）は，食物中の脂質の大部分を占める。その消化・吸収は，次の❶～❺の過程による。

酪酸
短鎖脂肪酸の一つで，炭素数4。カプロン酸などと同様に揮発性が高く，バター・チーズなど乳製品の風味に関与する。

プロピオン酸
短鎖脂肪酸の一つ。炭素数3。カビや芽胞菌に有効なため，チーズ・パン・洋菓子の保存料としても使用される。

◀ 33-71
33-72

長鎖脂肪酸トリグリセリド（LCT）
グリセロールに3分子の脂肪酸が結合したものをトリグリセリドと呼び，その結合脂肪酸が炭素数12以上の長鎖脂肪酸で構成されるもの。

Column | デンプンの糊化（α化）・老化（β化）

デンプンは，分子が密着集合した微結晶状態（ミセル）で，これを生〔老化（β化）〕デンプンと呼び，そのままではほとんど消化されない。これを加水・加熱処理すると結晶状態が崩壊して糊化（α化）デンプンとなる。糊化デンプンの消化吸収率は，米では98%である。

糊化後，時間の経過に伴い冷却と水分分離が起こると，アミロペクチンが元の生デンプンに近い構造に戻る。これがデンプンの老化（β化）であり，水分30～60%で低温（0～3℃）のときに最も起こりやすい。

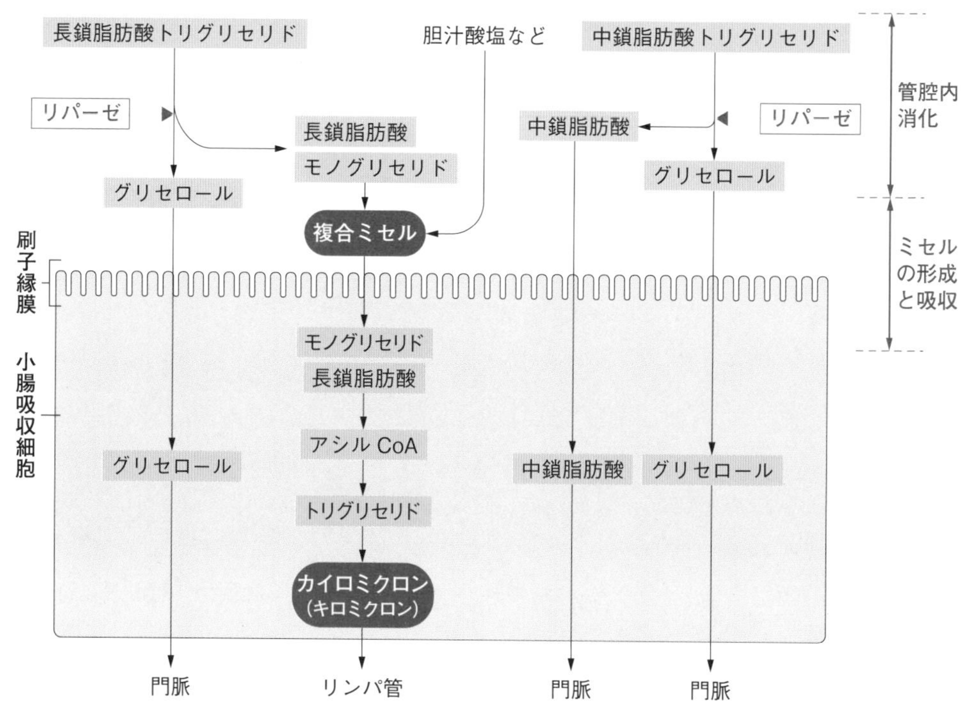

図3-10 脂質の消化と吸収

エマルション
直径約0.5〜1.0μm の脂肪球。

複合ミセル
ミセルのうち，複数の構成分により形成されているもの。

アシル CoA
脂肪酸のカルボキシル基と CoA (p. 39) の SH 基が脱水結合して生成されるチオエステル化合物。

ゴルジ体
細胞の原形質（核と細胞質）に存在する扁平な重層構造の細胞内小器官。たんぱく質の糖鎖の修飾と選別を行う。

カイロミクロン
リポたんぱく質の一種で，最も比重が小さい。約90%がトリグリセリド，残りをコレステロール，リン脂質，たんぱく質で構成される。トリグリセリドなど，食事由来の脂質を運搬する働きをもつ。

❶胃における消化の準備

・胃の蠕動運動による機械的攪拌→食物中の LCT が粗**エマルション**となる。

・十二指腸粘膜への刺激による消化管ホルモン（セクレチン，コレシストキニン）の分泌→HCO_3^-，胆汁，膵液リパーゼの分泌促進。

❷長鎖脂肪酸トリグリセリドの管腔内消化

・粗エマルション中の LCT が膵液リパーゼによって分解され，長鎖脂肪酸とモノグリセリドになる。

・モノグリセリドの一部は，さらに長鎖脂肪酸とグリセロールになる。

❸複合ミセルの形成と吸収

・長鎖脂肪酸，モノグリセリドは，胆汁酸塩，コレステロール，リン脂質などと**複合ミセル**を形成し，可溶化される。

・複合ミセルは，小腸吸収細胞の刷子縁膜に近づくと解離し，物理的拡散により細胞質内に吸収される。

❹トリグリセリドの再合成　小腸上皮細胞に取り込まれた長鎖脂肪酸は，活性型の**アシル CoA** になり，モノグリセリドと反応してトリグリセリドを再合成する。

❺体内運搬（p. 62，5-B-a 参照）　再合成されたトリグリセリドは，**ゴルジ体**で**カイロミクロン**（キロミクロン）を形成し，リンパ管（乳び管）を経て血液中に運ばれる。

2 中鎖脂肪酸トリグリセリドの消化・吸収（図3-10）

中鎖脂肪酸トリグリセリド（MCT）は，吸収しやすい脂質であるので，消化・吸収障害のある場合に栄養素の補給手段の一つとして使用される。その消化・吸収は，次の❶～❸の過程による。

❶MCT の管腔内消化：膵液リパーゼによって中鎖脂肪酸とグリセロールに分解される。

❷小腸吸収細胞の刷子縁膜から吸収される。

❸カイロミクロンを形成せずに，門脈を経て肝臓へ送られる。

中鎖脂肪酸トリグリセリド（MCT）
トリグリセリドのうち，炭素数が10前後の脂肪酸を構成成分とするもの。

◀ 33-71
33-72

C たんぱく質◀

1 たんぱく質の消化・吸収（図3-11）

たんぱく質は，主に胃内で胃液に含まれるペプシン，小腸で膵液に含まれるたんぱく質消化酵素によって消化される。

❶たんぱく質の管腔内消化　たんぱく質は，胃液に含まれるペプシン（ペプシノーゲンが胃酸で活性化したもの）によって**ポリペプチド**に分解される。

❷ポリペプチドの管腔内消化

・ポリペプチドは，膵液に含まれるたんぱく質消化酵素によってオリゴペプチドのような低分子の**ペプチド**に分解される。

・膵液に含まれるたんぱく質消化酵素：トリプシン，キモトリプシン，カルボキ

ポリペプチド
ペプチドのうち，構成アミノ酸数10以上のもの。自然界に存在するものとして，インスリン，グルカゴン，ソマトスタチンなどが知られている。

ペプチド
2個以上のアミノ酸がペプチド結合したものの総称。アミノ酸が2個結合したものをジペプチド，3個結合したものをトリペプチド，アミノ酸が2～20個程度結合したものをオリゴペプチド，それ以上をポリペプチドという。直鎖状と環状のものがあり，たんぱく質とは異なり透過性がある。

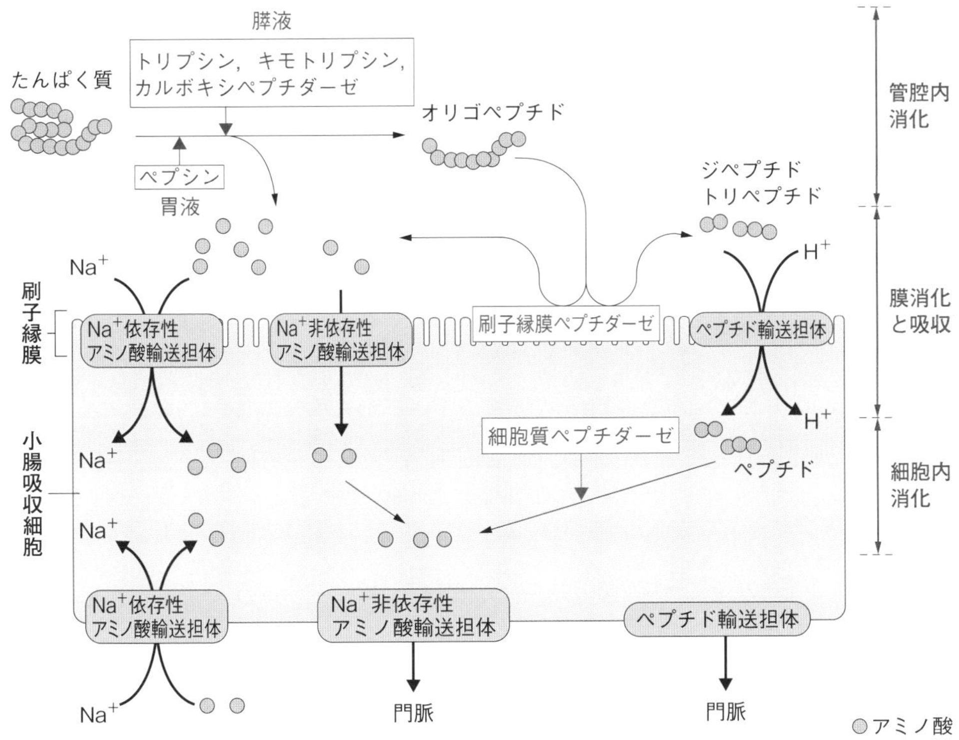

図3-11 たんぱく質の消化と吸収
資料）南　久則：消化・吸収，p. 296（2002）第一出版を一部改変

シペプチダーゼ

❸低分子のペプチドの膜消化

・低分子のペプチドは，小腸吸収細胞の刷子縁膜に局在するペプチダーゼ（消化酵素）の膜消化によってトリペプチド，ジペプチド，アミノ酸などのより小さな分子に分解される。

・刷子縁膜に局在するペプチダーゼ：アミノペプチダーゼ（アミノ基末端からペプチドを切り離す），カルボキシペプチダーゼ（ペプチドの分解），ジペプチダーゼ（ペプチドの分解）

❹低分子のペプチド・アミノ酸の吸収　たんぱく質から分解された低分子のペプチドやアミノ酸は，ペプチド輸送担体の作用で，水素イオン（H^+）の濃度勾配を駆動力として小腸吸収細胞に吸収される。ペプチドの一部は，細胞内のペプチダーゼによりアミノ酸に分解された後，毛細血管に移行し，門脈を介して肝臓に運ばれる。

d ビタミン

◀ 35-76

1 脂溶性ビタミンの吸収（p. 82，7-A-a 参照）◀

脂溶性ビタミンには，ビタミンA・D・E・Kがあり，次のような特徴がみられる。

・脂質の腸管吸収と同様，複合ミセルに取り込まれた後，小腸から吸収され，カイロミクロンとしてリンパ管に移行する。

・胆汁に含まれる胆汁酸塩による複合ミセル形成が不可欠である。胆汁酸塩がない場合，脂溶性ビタミンの吸収低下が起こる。

●ビタミンA（図3-12）

・供給源：動物性食品由来の**レチニルエステル**，植物性食品由来のβ-カロテンがある。

・レチニルエステルの吸収過程：①小腸吸収細胞の刷子縁膜にある酵素によって**遊離**のレチノールになる。②輸送担体により細胞内へ取り込まれる。③レチノールは**エステル化**されて，カイロミクロンに取り込まれ，肝臓に送られる。

・β-カロテンの吸収過程：①受動輸送により小腸吸収細胞へ吸収される。②細胞内の還元酵素によりレチノールに転換される。③レチノールはエステル化されて，カイロミクロンに取り込まれ，肝臓に送られる。

・レチノールの貯蔵：レチノールを含むカイロミクロンはカイロミクロンレムナントとなって肝臓に取り込まれ，脂肪酸（パルミチン酸）と結合してレチニルエステルとして貯蔵される。

・レチノールの体内運搬：レチノールは，肝臓で特異的に結合するレチノール結合たんぱく質（RBP）と結合して水溶性となり，血液中を輸送される。血漿中でレチノールはRBP，トランスサイレチン（プレアルブミン）と複合体を形成して移行する。

レチニルエステル
レチノール（ビタミンA_1）は不安定なため，動物体内では脂肪酸エステルとして蓄積される。この形態のことをいう。

遊離
何ものとも結合型を形成せず，そのもののみで存在する状態のこと。

エステル化
酸とアルコールから水1分子が脱して生じる化合物をエステルと呼び，この反応過程のことをいう。

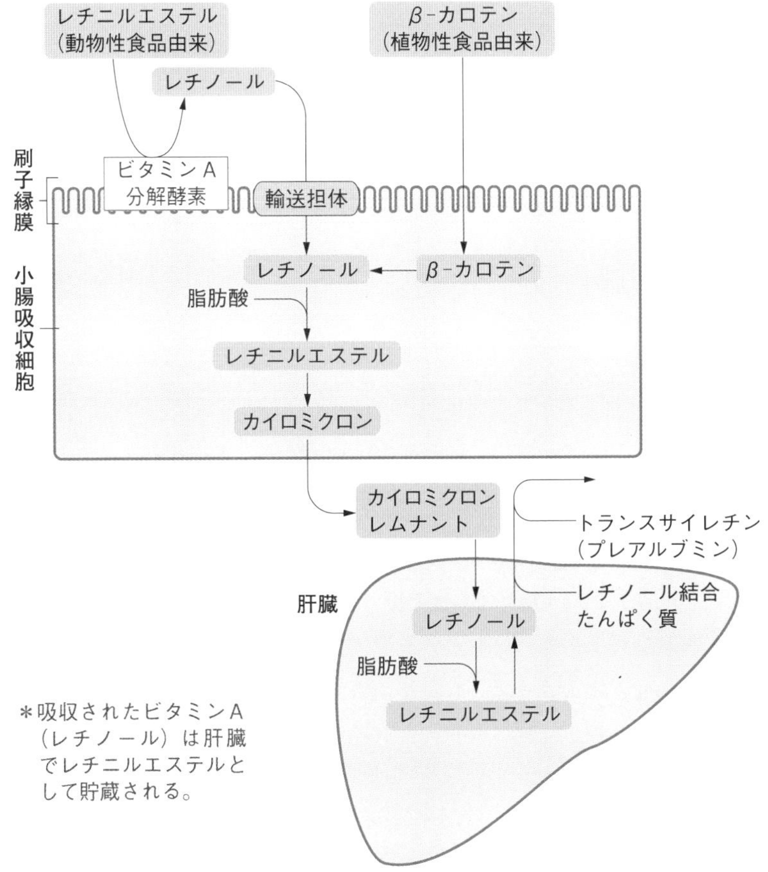

図3-12 ビタミンAの吸収および体内動態

・吸収率：レチノールは70～90%，β-カロテンは食品素材によって大きく異なり，10%以下から60%である。

●ビタミンD

・供給源：日照による皮膚での生合成，食物（動物性食品由来のコレカルシフェロール，植物性食品由来のエルゴカルシフェロール）からの摂取がある。

・吸収・代謝過程：①受動輸送により小腸で吸収される。②カイロミクロンに取り込まれ，肝臓に送られる。③肝臓・腎臓の酵素により活性型ビタミンDに変換される。④小腸粘膜，骨組織に移行する。

・吸収率低下にかかわる要因：脂質摂取不足（吸収には脂質の摂取が必要），薬剤の服用（胆汁酸吸着剤，緩下剤），アルコールの摂取など。

●ビタミンE（α-トコフェロール）

・供給源：食物の摂取によるα・γ-トコフェロールが多い。

・消化・吸収過程：①小腸で吸収される。②カイロミクロンに取り込まれ，肝臓に送られる。③肝臓でVLDLに取り込まれ，血液中に移行し，各組織に送られる。

・吸収率：20～50%が腸管から吸収される。

●ビタミンK（フィロキノン）

・供給源：食物（植物性食品由来のフィロキノン，動物性食品由来のメナキノン），腸内細菌由来のメナキノンがある。

・消化・吸収過程：①小腸で吸収される。②カイロミクロンに取り込まれ，肝臓へ送られる。③肝臓でVLDLに取り込まれ，血液中に移行し，各組織に送られる。

・吸収率：成人で70～80%であるが，食事中の脂肪含量，胆汁分泌量に依存して変化する。

◀35-77
34-77
33-72

2 水溶性ビタミンの吸収（p. 85，7-A-b 参照）◀

水溶性ビタミンには，ビタミンB群（B_1，B_2，B_6，B_{12}，ナイアシン，パントテン酸，葉酸，ビオチン）とビタミンCがある。

●ビタミンB_1（チアミン）

・供給源：食物（生細胞）中のビタミンB_1の大部分は，補酵素型のチアミン二リン酸（TPP）として**酵素たんぱく質**と結合した状態で存在している。

・消化・吸収過程：摂取したビタミンB_1のうち，遊離型のチアミンはそのまま小腸から吸収される。チアミンのリン酸エステル（**TMP**，**TPP**，**TTP**）は，小腸で加水分解されて遊離型のチアミンとなり，小腸から吸収される。

●ビタミンB_2（リボフラビン）

・供給源：食物中のビタミンB_2（リボフラビン）の大部分は，補酵素（フラビンモノヌクレオチド：FMN，フラビンアデニンジヌクレオチド：FAD）として**フラビン酵素**と結合した状態で存在する。

・消化・吸収過程：①食物中のFMN，FADは，消化管内の酵素によって分解され，リボフラビンとなる。②小腸から吸収される。③補酵素型のFMN，FADに再合成される。

●ビタミンB_6（ピリドキシン）

・供給源：食物（生細胞）中のビタミンB_6の大部分は，補酵素型のピリドキサールリン酸（PLP），ピリドキサミンリン酸（PMP）として酵素たんぱく質と結合した状態で存在している。

・消化・吸収過程：①摂取したPLP，PMPは，消化管内の酵素によって分解され，ピリドキサール（PL）とピリドキサミン（PM）となる。②小腸から吸収される。

●ビタミンB_{12}（コバラミン）

・供給源：ビタミンB_{12}は動物性食品に含まれ，補酵素型のアデノシルコバラミン，メチルコバラミンとして酵素たんぱく質と結合した状態で存在する。

・消化・吸収過程（図3-13）：①ビタミンB_{12}は胃内で解離し，一部は**内因子（IF）**，また大部分は**R-たんぱく質**と結合する。②R-たんぱく質と結合したB_{12}は，膵液によりR-たんぱく質から解離し，IFと結合する。③B_{12}は腸管を下降し，回腸で吸収される。

酵素たんぱく質
酵素反応において主となるたんぱく質。

TMP
チアミン一リン酸。チアミンにリン酸が1つ結合したもの。

TPP
チアミン二リン酸。チアミンにリン酸が2つ結合したもの。ピルビン酸デヒドロゲナーゼ，α-ケトグルタル酸デヒドロゲナーゼ，トランスケトラーゼの補酵素である。

TTP
チアミン三リン酸。チアミンにリン酸が3つ結合したもの。補酵素作用はないが，神経の機能保持に関与していると考えられている。

フラビン酵素
生体内の酸化還元反応を触媒する。

内因子（IF）
胃液に含まれるたんぱく質で，1分子の内因子は2分子のビタミンB_{12}と結合する能力をもっている。

R-たんぱく質
唾液，胃液に含まれる非内因子性結合たんぱく質で，ビタミンB_{12}と結合するが，膵液の作用によってB_{12}は解離する。

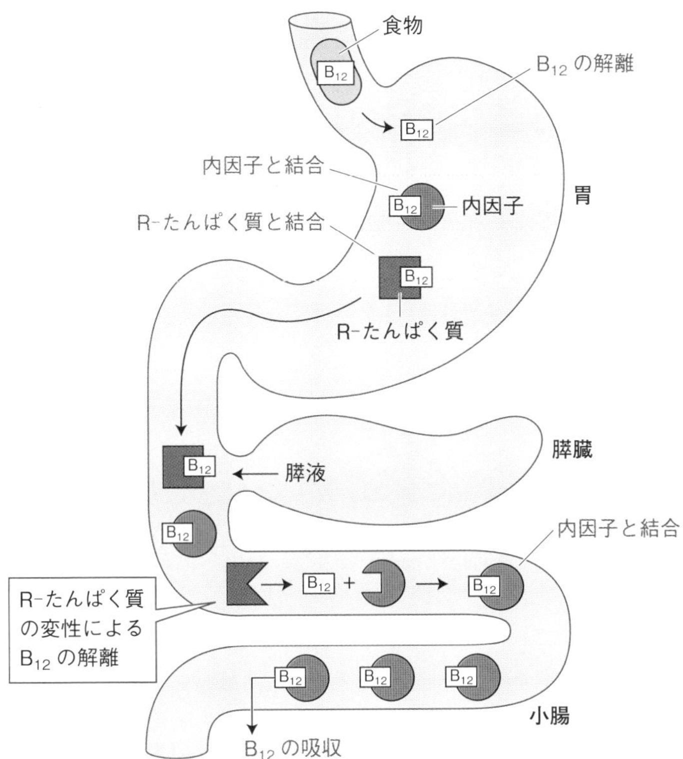

図3-13 ビタミン B_{12} の消化・吸収

・吸収率低下にかかわる要因：胃切除による IF の分泌不足，悪性貧血による胃粘膜細胞の萎縮に伴う IF の分泌低下。

●ナイアシン（ニコチン酸，ニコチンアミド）

・供給源：食物（生細胞）中のナイアシンの大部分は，補酵素型のニコチンアミドアデニンジヌクレオチド（NAD，p. 87），ニコチンアミドアデニンジヌクレオチドリン酸（NADP，p. 87）として存在し，酵素たんぱく質との結合は弱い。これらが，調理・加工過程で分解されると，動物性食品ではニコチンアミド，植物性食品ではニコチン酸が生じる。

・消化・吸収過程：①食物中に NAD，NADP が残っていると，消化管内の酵素によって分解され，ニコチンアミド，ニコチン酸になる。②小腸から吸収される。

●パントテン酸

・供給源：食物（生細胞）中のパントテン酸の大部分は，補酵素型の **CoA（補酵素 A）** やパンテテイン誘導体として存在する。

CoA（補酵素 A）
コエンザイム A ともいう。脂肪酸の合成・分解や脂質代謝において主に働く。

・消化・吸収過程：①摂取した CoA およびパンテテイン誘導体は消化管内の酵素によって分解され，パントテン酸となる。②小腸から吸収される。

●葉酸

・供給源：食物（生細胞）中の葉酸の大部分は，補酵素型のポリグルタミン酸型葉酸として存在し，酵素たんぱく質と結合した状態で存在している。

・消化・吸収過程：①摂取したポリグルタミン酸型葉酸（複数のグルタミン酸が結合）は消化管内の酵素によって分解され，グルタミン酸が1個結合したモノグルタミン酸型葉酸となる。②小腸から吸収される。

●ビオチン

・供給源：食物（生細胞）中のビオチンの大部分は，酵素たんぱく質のリシンと共有結合した形で存在している。調理・加工過程で酵素たんぱく質から遊離されることはない。

・消化・吸収過程：①消化管内の酵素によってたんぱく質が分解され，ビオチンが遊離する。②小腸から吸収される。

●ビタミンC

・供給源：主に植物性食品に由来し，ビタミンB群とは異なり，生細胞中に遊離型のアスコルビン酸として存在している。

・消化・吸収過程：遊離型のアスコルビン酸は小腸から吸収されて，速やかに血中に送られる。

◀33-72　e ミネラル◀

ミネラルは水に溶けてイオンとなり，大部分は小腸から吸収され，門脈へ入る。一部のミネラルは大腸から吸収される。ここでは，骨や歯を構成しているカルシウムと，ヘモグロビンの構成成分である鉄について示す（主なミネラルについては，p. 100，**表8－1**参照）。

●カルシウム（Ca）

・吸収過程：①食物中のカルシウムは食物の消化により遊離し，イオン（Ca^{2+}）となる。②小腸から能動輸送によって吸収される。

・吸収率上昇にかかわる要因：活性型ビタミンDは小腸からの吸収を促進する。

●鉄（Fe）

・消化・吸収過程（**図3－14**）：①食物中の三価鉄（Fe^{3+}）は，胃内で胃酸やビタミンCによって二価鉄（Fe^{2+}）に還元される。②十二指腸や小腸上部から能動輸送によって吸収される。

・鉄の体内運搬：吸収された鉄は，鉄運搬たんぱく質であるトランスフェリンと結合して血液中を輸送される。

・吸収率にかかわる要因：非ヘム鉄では，共存する動物性たんぱく質やビタミンCの量の影響により変動する。

f 水

消化管管腔内には，食物や飲み水からと消化液に由来する水が存在するが，消化管はその98％（小腸で約85％，残りは大腸で吸収）近くを吸収される。

小腸は内容物が低張ならば水を吸収し，逆に高張なら水を分泌して，内容物を等

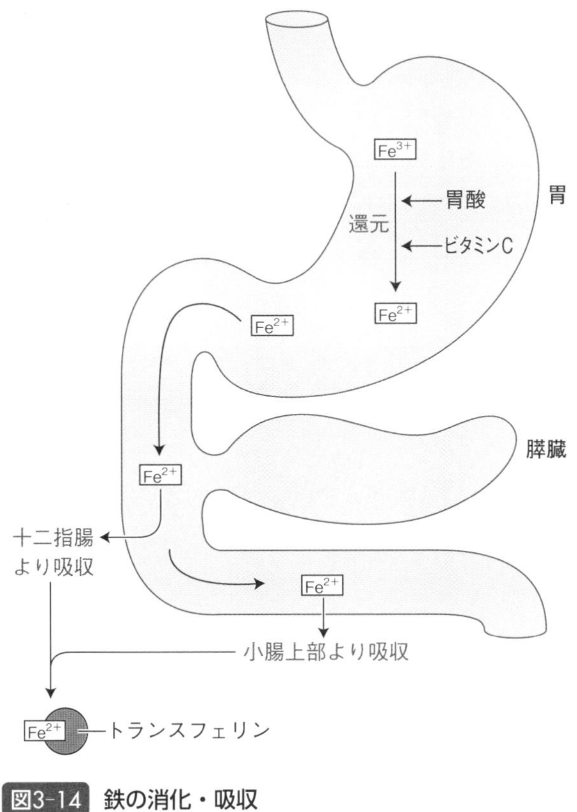

図3-14 鉄の消化・吸収

張に保つように働くため，消化管を下るにつれて，単糖類やアミノ酸，それにNaClが吸収されるため，管腔内と上皮組織の細胞間隙との間に浸透圧差が生じ，これが駆動力になって水が輸送され吸収される。

F 栄養素の体内動態

体内に吸収された栄養素は，水への溶けやすさによって異なる経路で運搬される。

a 門脈系

水溶性栄養素の運搬経路である。これらの栄養素は，小腸の絨毛から吸収された後，血管に入り，**門脈**を経て肝臓に集まる（p. 50参照）。その後，肝臓から肝静脈を通り，下大静脈と合流して心臓に入り，末梢組織に送られる。単糖類，アミノ酸，水溶性ビタミン，ミネラル，短鎖・中鎖脂肪酸などが門脈系で運搬される（図3-15）。

門脈
膵臓，胃，小腸，大腸などの消化管からの静脈血が合流し，肝臓へ流れ込む血管。この静脈血には各種の栄養素・不要物・有害物質が溶けていて，肝臓で同化や異化などの化学処理が行われる。

b リンパ系◀

◀ 35-76

脂溶性栄養素の運搬経路である。これらの栄養素は，管腔内で複合ミセルを形成し，小腸の絨毛から吸収される。小腸吸収細胞でカイロミクロンを形成し，リンパ管に入り，胸管，鎖骨下大静脈に流れ込んで心臓に入り，末梢組織へ送られる。ト

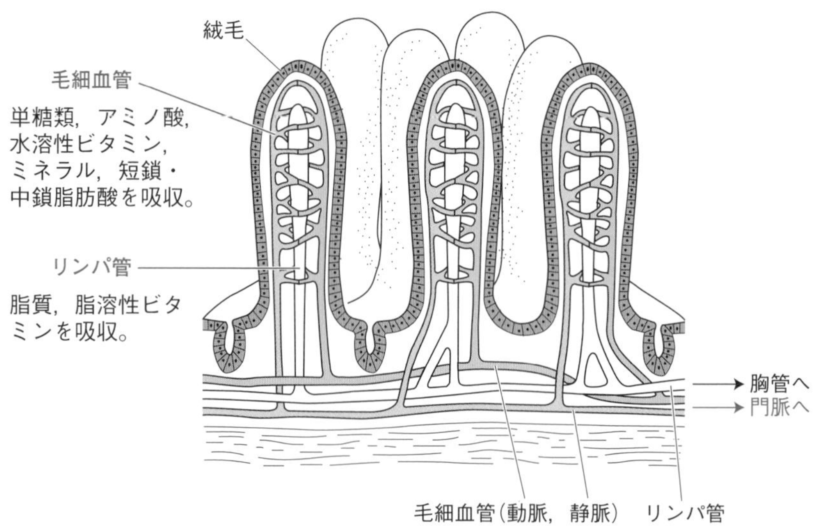

図3-15　小腸に無数に存在する絨毛

リグリセリドなどの脂質や脂溶性ビタミンがリンパ系で運搬される（図 3-15）。

●細胞外液

体液のうち細胞外に存在するものを**細胞外液**といい，体全体の約 1/3 を占める。細胞外液は，**間質液（組織間液）**，**血漿**，**リンパ液**などに分けられる。血液中などの細胞外液に存在する栄養素は細胞内に取り込まれ，細胞の輸送担体を通して能動的に輸送される。

G　生物学的利用度

◀ 37-70 36-70

a　消化吸収率◀

摂取した食物中の栄養成分量に対する吸収された栄養成分量の割合として表される。摂取した食物中の栄養成分量と糞便中の栄養成分量を測定して，次頁の式から求める。

糞便中には，食品由来の未消化物のほかに，内因性成分（消化液，腸内細菌など）も含まれる（**参考図**）。そのため，内因性成分量（内因性損失量）を考慮したものが「**真の消化吸収率**」となり，考慮していないものは「**見かけの消化吸収率**」となる。

内因性成分量は，食物を摂取していないときや目的とする栄養素を全く含まない食事を摂取したときに糞便中より測定する。なお，真の消化吸収率は，見かけの消化吸収率より高い値になる。

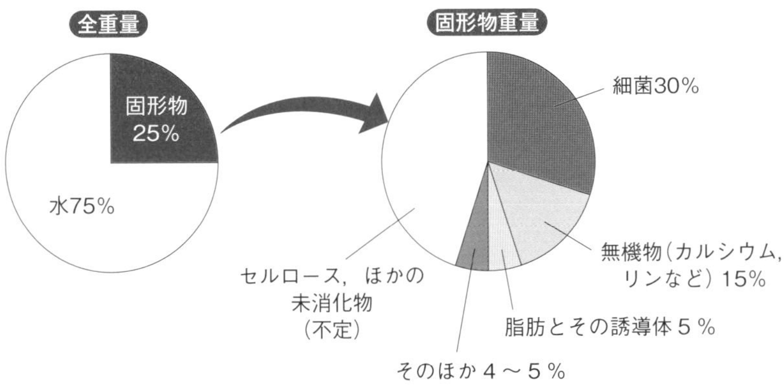

参考図 普通食における糞便の組成

・見かけの消化吸収率（内因性成分を考慮しない値）

$$見かけの消化吸収率(\%) = \frac{摂取成分量－糞便に排泄された成分量}{摂取成分量} \times 100$$

・真の消化吸収率（内因性成分を考慮した値）

$$真の消化吸収率(\%) = \frac{摂取成分量－(糞便に排泄された成分量－糞便の内因性成分量)}{摂取成分量} \times 100$$

b 栄養価

栄養価とは，栄養成分が体内で利用される度合を示したものである。栄養価の高いたんぱく質は，さまざまな方法で評価される（p. 76，6-B-b 参照）。

H 栄養素の排泄

a 水溶性栄養素

糖質，たんぱく質，アミノ酸，水溶性ビタミンなどは水溶性栄養素である。これらは，体内に過剰に存在すると腎臓から尿中へ排泄される。

b 疎水性栄養素

脂質，脂溶性ビタミンは，水に溶けないため腎臓からは排泄されない。そのため，肝臓で抱合され水溶性になり排泄される。この排泄量は少なく，肝臓から胆汁より腸管に排泄される。その一部は再吸収されて肝臓で処理され腎臓より排泄される。しかし大部分は糞中へ排泄される。

Check 3 栄養素の消化・吸収と体内動態

問題 次の記述について，○か×かを答えよ。

消化と吸収

1 ガストリンは，胃酸分泌を促進する。
2 ペプシノーゲンは，主細胞から分泌される。
3 唾液アミラーゼは，デンプンのα-1,6結合を分解する。
4 分泌された胆汁酸は，空腸下部で吸収される。
5 見かけの消化吸収率は，真の消化吸収率よりも数値が低くなる。

栄養素の消化・吸収

6 アミノ酸の吸収は，ナトリウムによって促進される。
7 フルクトースは，能動輸送によって吸収される。
8 脂質の消化酵素は，胆汁に含まれている。
9 ビタミンB_{12}の吸収は，膵液に含まれる内因子の影響を受ける。
10 非ヘム鉄の吸収は，共存するほかの食品成分の影響を受ける。

解説

1 ○ 胃粘膜にある胃腺の内分泌細胞（ガストリン分泌細胞，G細胞）から分泌されるガストリンは，胃酸分泌を促進する。
2 ○ ペプシノーゲンは，胃腺の最深部にある主細胞から分泌され，壁細胞から分泌される胃酸（塩酸）や活性化されたペプシンにより活性化されてたんぱく質を分解する。
3 × α-アミラーゼは，デンプンのα-1,4-グルコシド結合部位に作用し，その結合を分解する。
4 × 肝臓で生成あるいは胆嚢に貯蔵され，総胆管から十二指腸に分泌された胆汁酸は，空腸を経て回腸下部で吸収され，さらに門脈を経て肝臓に戻る。これを腸肝循環という。
5 ○ 真の消化吸収率は，消化液や腸内細菌などに由来する内因性成分を考慮するため，見かけの消化吸収率より高い数値となる。

---

6 ○ アミノ酸は，Na^+依存性アミノ酸輸送担体により小腸吸収細胞内へと輸送され，さらにNa^+非依存性アミノ酸輸送担体により門脈を介して肝臓へと送られる。
7 × フルクトースは，小腸吸収細胞の輸送担体GLUT5の働きにより受動輸送（促進拡散）されて吸収される。能動輸送で吸収されるのは，グルコースやアミノ酸などである。
8 × 脂質の消化酵素は膵リパーゼである。胆汁は，これを構成する胆汁酸塩のもつ界面活性作用によって脂肪の乳化を促し，膵リパーゼによる脂肪分解を助けるが，リパーゼそのものは含まない。
9 × 内因子（キャッスル内因子）は胃底腺の壁細胞から分泌される胃液に含まれる。ビタミンB_{12}（コバラミン）は，胃内で一部が内因子（IF）と，大部分がR-たんぱく質と結合する。R-たんぱく質と結合したビタミンB_{12}は，膵液の作用で解離して内因子と結合し，小腸（回腸末端部）で吸収される。
10 ○ 非ヘム鉄の吸収は，共存する動物性たんぱく質やビタミンCの量によって影響を受ける。鉄欠乏性貧血患者では，生体要求量が増えるために鉄の吸収率，とくに非ヘム鉄の吸収率が大きく上昇する。

4 炭水化物の栄養

糖質と食物繊維をあわせて炭水化物という。$C_n(H_2O)_m$ が一般式。アルデヒド基またはケトン基をもつポリアルコールとそれら誘導体のグルコース，フルクトースの単糖類，スクロース，マルトースの二糖類，デンプン，グリコーゲンの多糖類などがある。糖質は，生体のエネルギー源として最も多く利用される成分である。ヒトは，食物中の糖質の98％を消化・吸収する。体内に吸収した糖質は，**図 4－1** に示したような代謝経路を経る。細胞に取り込まれたグルコースは，**解糖系→クエン酸回路**（TCA サイクル）**→電子伝達系**で代謝され **ATP** が生成される。

まず，グルコースは，細胞内の諸酵素の働きで**ピルビン酸**となる。この過程を解糖という。解糖系とは細胞質基質において，グルコースがリン酸化により，ピルビン酸または乳酸を生じる過程をいう。解糖系の反応には酸素が必要ないため，嫌気的条件下（酸素がない状態）で反応が進む。ピルビン酸は，好気的条件下（酸素がある状態）においてミトコンドリアに取り込まれ，**アセチル CoA** となり，**クエン酸回路**（TCA サイクル）に入る。その後，**電子伝達系（呼吸鎖）**で O_2 を使って ATP が生成される。

一方，解糖系の側路として知られるペントースリン酸経路（p. 86参照）とグルクロン酸回路（ウロン酸回路）は，解糖過程とは異なり好気的過程で，どちらも細

ATP
アデニン，リボース，3 個のリン酸からなる。摂取した糖質や脂質などの異化によって生じたエネルギーは，ATP の高エネルギーリン酸結合に保存される。

ピルビン酸
糖代謝中の解糖系の最終代謝産物であり，クエン酸回路，アミノ酸合成，糖新生系の出発物質に位置した代謝の中間体である。

アセチル CoA
アセチル基が CoA 分子のパンテテインと結合した化合物である。生体内有機物の大部分はアセチル CoA となってクエン酸回路で代謝され，高エネルギー化合物である ATP を生合成している。

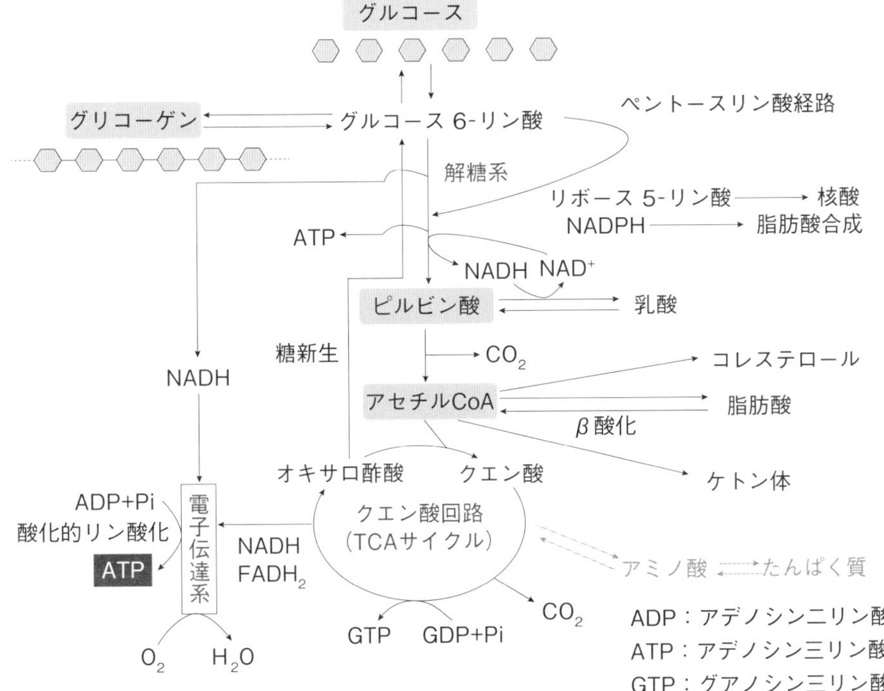

図4-1 **糖質の体内代謝の概略図（脂質の代謝も含む）**

胞質ゾルに存在する。ペントースリン酸回路は核酸などの構成要素となるリボース5-リン酸などの生産，脂肪酸合成に必要なNADPH（p.87参照）を生成する。また，グルクロン酸回路は，主にグロクロン酸を生成し，ATPは産生しない。◀1

◀1 35-71

A 糖質の体内代謝

a 糖質の栄養学的特徴

炭水化物の一部である糖質は1g当たり4kcalのエネルギーを供給する。摂取した総エネルギーに占める糖質エネルギーの割合を**糖質エネルギー比率**といい，次の式により求める。

$$糖質エネルギー比率（\%）=\frac{4（kcal）\times 糖質摂取量（g）}{総エネルギー摂取量（kcal）}\times 100$$

なお，炭水化物はエネルギー源として重要であるため，アルコールを含む合計量として，たんぱく質および脂質の残余として目標量（範囲）を算定している。

「日本人の食事摂取基準（2020年版）」では，炭水化物のエネルギー比率（目標量）は50～65％となっている。糖質摂取量が不十分であると肝臓グリコーゲンの分解，体たんぱく質からの糖新生が増加し，グルコースを動員することとなる。

◀2 36-69 36-71
◀3 34-71 33-75

b 食後・食間期の糖質代謝◀2，3

食後では，小腸から吸収されたグルコースは門脈から肝臓へ送られる。グルコースの一部は**グリコーゲン**として肝臓に貯蔵され，残りは血液中へ流れる。増加した血中グルコースは，筋肉・脂肪組織に取り込まれ，約2時間後には正常値に戻る。

食間期では，血糖値の低下を防ぐホルモン（グルカゴン，アドレナリンなど，p.48参照）の分泌が亢進する。これらのホルモンにより肝臓グリコーゲンの分解，糖新生（p.51）が促進され，血糖値が一定に保たれる。

グリコーゲン
動物体内のグルコースから合成される糖質の貯蔵体であり，肝臓，筋肉に存在する。肝臓中のグリコーゲンは糖新生に使われるが，筋肉中のグリコーゲンからのグルコースは糖新生には使われず，筋肉運動のエネルギーとして使われる。

c 糖質代謝の臓器差と臓器間連携◀1，3，4

◀4 35-72

1 糖質の体内分布

糖質の大部分はグリコーゲンとして貯蔵されており，グルコースとして存在する量は少ない。糖質が多く存在するのは，肝臓と骨格筋である（**表4-1**）。

2 肝臓での糖質代謝（図4-2）

- グリコーゲンの合成と貯蔵：血液中のグルコースは，グルコース6-リン酸を経てグリコーゲンとなり，肝臓に貯蔵される。肝臓はグリコーゲンを最も高濃度で貯蔵している臓器である。
- グリコーゲンの分解：肝臓に貯蔵されたグリコーゲンは，血糖値が低下した場合など，必要に応じてグルコースに分解され，血液中に放出される。血糖の維持に利用される。
- グルコースの分解：エネルギーが必要とされるときは，グルコースが酸化分解

表4-1　体内の糖質含量の計算値（成人男子，65kg）

	臓器重量		糖質重量	
	対体重比	重　量	臓器当たりの%	含量（g）
肝　臓	2.8%	1,800g	5～8%	91～145
筋　肉	25%	16.25kg	0.5～1%	81～162
血　液	8%	5,000mL		4
ほかの臓器				15
糖新生				?
計				191～326

資料）細谷憲政：栄養生理学（1970）朝倉書店

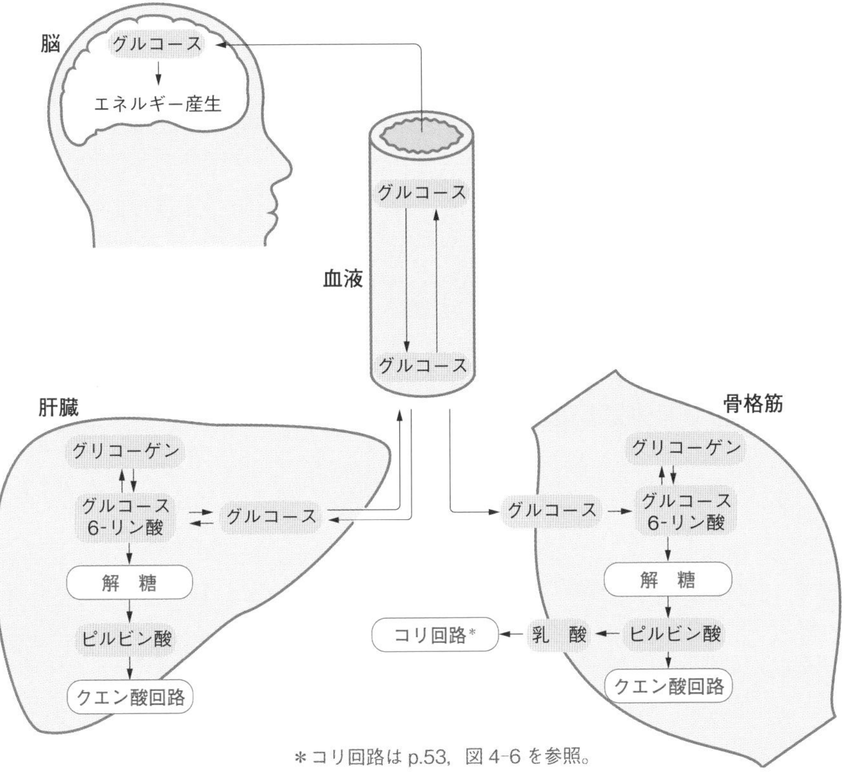

＊コリ回路は p.53，図 4-6 を参照。

図4-2　肝臓，骨格筋，脳での糖質代謝

されてエネルギーが得られる。

・糖新生：絶食時や飢餓時のように食事から糖質が十分に得られない場合，**乳酸**，ピルビン酸，**グリセロール**（グリセリン），アミノ酸などの非糖質の化合物からグルコースを合成する。

3 骨格筋での糖質代謝（図4-2）◀

・グリコーゲンの合成と貯蔵：血液中のグルコースは筋肉に取り込まれ，貯蔵される。筋肉中のグリコーゲン貯蔵率は肝臓よりも低いが（**表4-1**），筋肉の重量が大きいため，全体としてのグリコーゲン貯蔵量は最大となる。

・グリコーゲンの分解：筋肉グリコーゲンは筋肉収縮のエネルギー源として利用されるが，消費した分は血液中のグルコースから補充される。肝臓と異なり，

乳酸
動物の血中，筋肉などの各臓器中に存在。グルコースが嫌気的（酸素のない状態）に分解されて（解糖系）できたピルビン酸が，乳酸脱水素酵素と NADH（ニコチンアミドアデニンジヌクレオチド）によって還元されて生成される。筋肉中の乳酸は肝臓に運ばれ，グルコースに合成されて糖新生に利用される。

◀ 37-74
36-71

グリセロール
三価のアルコールで，トリグリセリド，リン脂質の構成成分である。トリグリセリドがリパーゼにより消化されるときにできる。

筋肉グリコーゲンは血糖量の維持には使われない。これは，筋肉にはグリコーゲンの分解で生成したグルコース6-リン酸をグルコースにするグルコース-6-ホスファターゼがないためである。

ケトン体
酸性物質であるアセトン，アセト酢酸，β-ヒドロキシ酪酸の総称。肝臓のミトコンドリアでつくられるが，肝臓では利用できないため，血流に放出され，肝外組織のエネルギーとなる。

・糖質以外のエネルギー源：骨格筋は，グルコース以外に脂肪酸や**ケトン体**からもエネルギーを得ることができる。ケトン体は肝臓でつくられ，飢餓や絶食などの条件下で，骨格筋や心筋などにおける重要なエネルギー源となる。

4 脳での糖質代謝（p. 47，図4-2）

・エネルギー・糖質の消費量：1日400～500kcal，糖質にして100～125gが必要である。脳の重量は体重の約2％であるが，エネルギーの消費量は全体の約20%を占める。

・エネルギー源：主にグルコースをエネルギー源とし，飢餓時，絶食時ではケトン体も利用される。脳にはグリコーゲンはほとんど貯蔵されないので，エネルギー源として血液中のグルコースを利用している。

・グルコースの分解：血液から取り込まれたグルコースは，解糖，クエン酸回路を経て完全に酸化される。

補足　空腹時の血糖値が低下 → 脳へのエネルギー供給が不十分となる → 脳の働きが低下（血糖値が40mg/dL以下になると意識を失う）

B 血糖とその調節

血液中に含まれるグルコースの濃度を血糖値という。血糖は，主に各種のホルモンによって組織に作用して調節される。

◀35-71
35-72
34-71
33-76

a インスリンの作用◀

表4-2のように，各種のホルモンが協同して調節を行い，血糖値を一定に保っている。その中でインスリンは，血糖を低下させる唯一のホルモンであり，血糖の上昇に伴って，膵臓のランゲルハンス島（p. 25参照）のB細胞（β細胞）から分泌される。

1 インスリンの作用機序

食事をするとグルコース，フルクトース，ガラクトースなどが腸管から吸収され，血糖値は上昇する。血糖値が上昇すると，膵臓からのインスリン分泌が亢進し，肝臓，筋肉，脂肪組織に作用し，血糖値を低下させる（**表4-2**，**図4-3**）。

2 血糖調節にかかわるそのほかのホルモン

●**空腹時の血糖値の維持**　グルカゴンやアドレナリンなどのホルモンの作用により，肝臓に貯蔵されているグリコーゲンの分解が亢進してグルコースとなり血液中に出ていくことで，空腹時でも血糖値は一定に保たれている（**表4-2**）。

・グルカゴン：膵臓のランゲルハンス島のA細胞（α細胞）から分泌される。肝臓におけるグリコーゲン分解を促進し，血糖値を上げる。

・アドレナリン：副腎髄質から分泌される。肝臓におけるグリコーゲン分解を促

表4-2 ホルモンによる糖質代謝の調節

	主な調節器官	食間期	食 後
主たるホルモン	副腎，膵臓	グルカゴン，アドレナリン	インスリン
グリコーゲン合成	肝臓，筋肉	抑制	促進
グリコーゲン分解	肝臓	促進	抑制
糖新生	肝臓，腎臓	促進	抑制
脂肪合成	脂肪組織	抑制	促進
脂肪分解	脂肪組織	促進	抑制

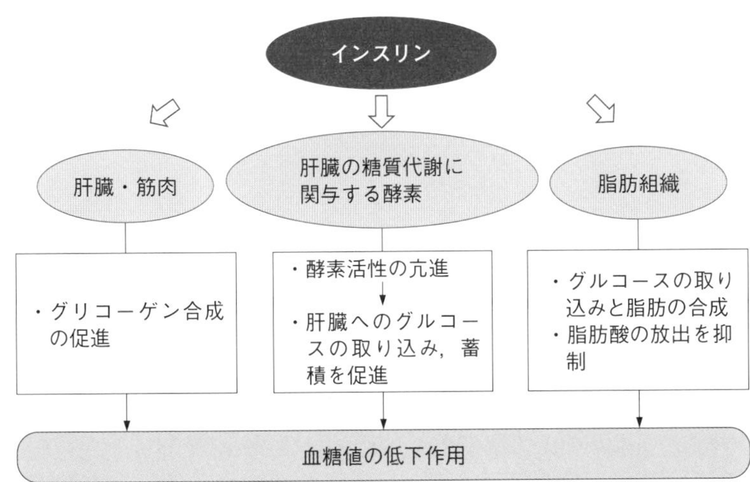

図4-3 インスリンの作用

進し，血糖値を上げる。

●**飢餓時，絶食時の血糖値調節**　食事からの糖質補給がしばらく行われない場合でも，エネルギー源がグルコースに限られる組織（脳，神経組織，赤血球など）にグルコースを供給する必要がある。そのため，飢餓時，絶食時には，脳下垂体前葉から副腎皮質刺激ホルモン・成長ホルモン，副腎皮質から**糖質コルチコイド**（グルココルチコイド）の分泌が盛んになり，筋肉などでたんぱく質の異化が促進される。これによって生じたアミノ酸は糖新生によってグルコースとなり，血糖値が上昇する。

糖質コルチコイド
副腎皮質ホルモンのステロイドホルモン。血糖値の調節ホルモンで，糖新生を誘導する。

b 血糖曲線

グルコース摂取後の時間経過による血糖値の変動を表したグラフを，**血糖曲線**という（図4-4）。健常者では，空腹時は70～110mg/dLを示し，グルコース摂取後15～30分（①）で最高値（120～150mg/dL）になり，グルコース摂取後90～120分（③）には空腹時の値に戻る。このとき，血糖値が高く，空腹時の値に戻るまでの時間が長引く場合は**耐糖能**が低下しているといえる。

耐糖能
グルコースを代謝する能力。一般的に若年者で高く，加齢に伴って低くなる。

C 肝臓の役割

1 肝臓の構造

肝臓の重さは約1,000～1,400gで，人体最大の臓器である。肝臓には，肝臓自身に栄養を与える固有肝動脈と門脈が流れ込み（p. 41参照），肝静脈が流れ出ている（図4－5）。肝静脈は肝臓の上方から出て，下大静脈に注ぐ。

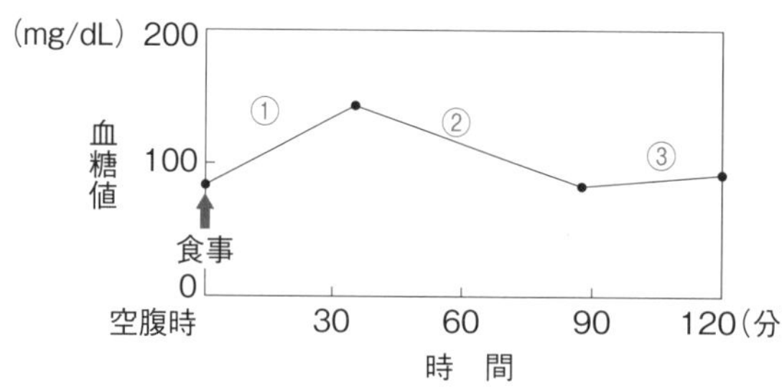

図4-4　血糖曲線

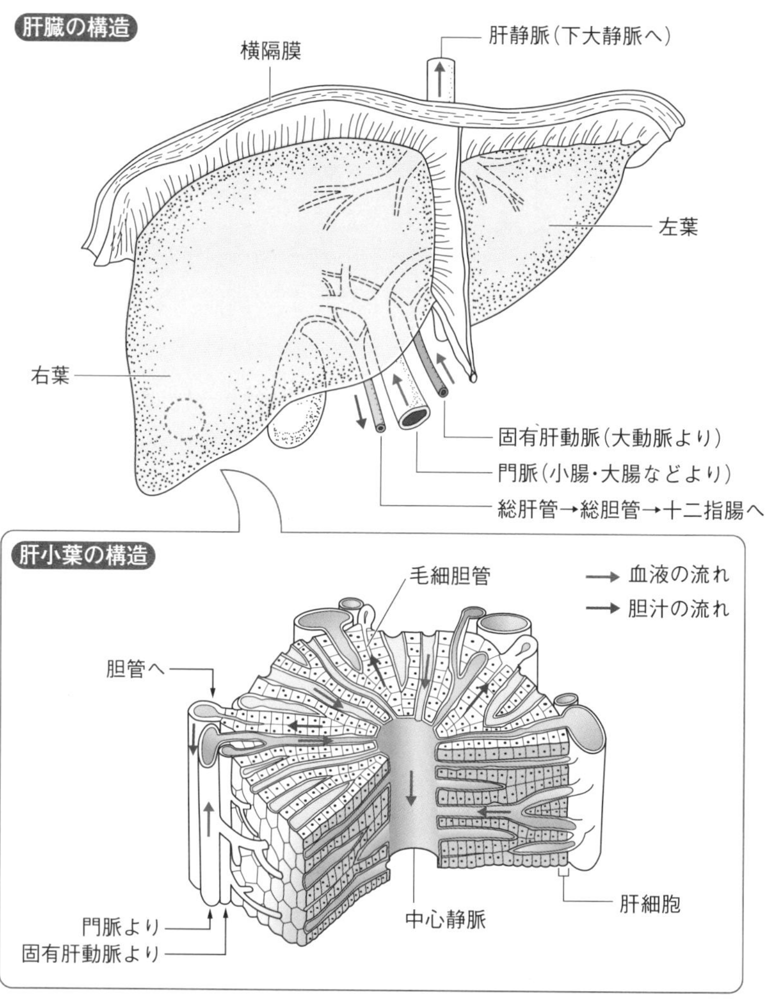

図4-5　肝臓の構造

表4-3 肝臓の主な機能

栄養素の代謝	糖代謝	グリコーゲンの合成・分解，糖新生
	たんぱく質代謝	血漿たんぱく質の合成，アンモニア（たんぱく質の分解産物）の尿素への変換
	脂質代謝	脂肪酸の合成・分解（β酸化），トリグリセリド・コレステロール・糖脂質・リン脂質の合成と取り込み
	ビタミンD代謝	ビタミンDを25(OH)-ビタミンDに活性化
	ホルモン代謝	ホルモンの分解，不活性化
栄養素の貯蔵		グリコーゲン，脂肪，ビタミン，鉄，銅の貯蔵
胆汁の生成・分泌		胆汁色素（ビリルビン），コレステロール，胆汁酸塩などを含む胆汁を生成し，胆嚢へ分泌
解毒作用		体内に入ってきた有害物質を無毒化し，胆汁中に排泄

肝臓は機能の最小単位である，無数の**肝小葉**からなる。肝小葉の中心に中心静脈が流れ，固有肝動脈と門脈から生じた毛細血管が合流して放射線状にこれに注ぐ。毛細血管は肝細胞に囲まれており，その壁には**マクロファージ**の一種であるクッペル星細胞があり，異物処理をしている。肝細胞には毛細胆管が接し，これは放射線状に外方に流れ，合流して胆管となる。

マクロファージ
白血球の一つ。生体内に侵入した細菌，ウイルスなどを捕食し消化する，アメーバ状の細胞。免疫機能の一部を担う。

2 肝臓の機能

肝臓の役割は，小腸などで吸収した栄養素の同化・異化・貯蔵・解毒と，さらに主として脂質の消化を助ける胆汁の生成・分泌など，生命活動を維持する上で非常に重要である（**表4-3**）。

3 血糖値の調節

肝臓では，血糖値の上昇・低下に合わせて次のような調節が行われる（p. 49，**表4-2**）。

- 血糖値の上昇：インスリンによりグリコーゲン合成の促進，グリコーゲン分解の抑制，糖新生の抑制が起こり，肝臓からのグルコースの放出が抑制される。
- 血糖値の低下：グルカゴン，アドレナリンによってグリコーゲン合成の抑制，グリコーゲン分解の促進，糖新生の促進が起こり，肝臓からのグルコースの放出が促進される。

4 糖新生◀1

◀1 34-71
33-75

糖新生は，主に肝臓で行われるが，腎臓でも多少行われる。

乳酸，ピルビン酸，グリセロール，コハク酸，クエン酸や，たんぱく質から分解されたアミノ酸（グルタミン酸，アスパラギン酸，アラニン，セリンなど）などの非糖質の化合物からグルコースを合成する。この反応は基本的に解糖の逆行で行われるが，一部に不可逆反応があるため，迂（う）回路が使われる。

d 筋肉・脂肪組織の役割◀2

◀2 33-76

1 筋肉の役割

骨格筋は血液中からグルコースを取り込み，グリコーゲンを合成して貯蔵する。

筋肉グリコーゲンはグルコースに分解できないので，筋肉は血糖を維持する役割をもたない。

2 脂肪組織の役割

糖質摂取量が肝臓や骨格筋へ貯蔵されるグリコーゲンの量を超えた場合には，グルコースは血液中から脂肪組織に取り込まれ，トリグリセリドとして貯蔵される。

◀1 35-72

e コリ回路，グルコース・アラニン回路◀1

1 コリ回路

運動時の骨格筋はグリコーゲンの分解で得られたグルコース6-リン酸を解糖でピルビン酸に分解し，引き続きクエン酸回路，電子伝達系で酸素を使ってATPを合成する（p. 45，**図4-1**）。しかし，急激な運動時には酸素が不足し，嫌気的条件下になるため，ピルビン酸から乳酸が生じる。筋肉には糖新生の機構がないため，乳酸は血液によって肝臓に運ばれ，ここで糖新生によりグルコースに再合成される。再合成されたグルコースは血液を介して筋肉に戻り，エネルギー源として利用される。このような筋肉と肝臓との循環はコリ回路（**図4-6**）と呼ばれる。

2 グルコース-アラニン回路

飢餓時，絶食時では，筋肉中のたんぱく質の分解によってアミノ酸が生じる。アミノ酸（主にアラニン）は，血液を介して肝臓に取り込まれ，ピルビン酸を経て，糖新生によりグルコースに変換される。このような筋肉と肝臓の経路を，グルコース-アラニン回路という。

C 他の栄養素との関係

a 相互変換

◀2 34-70

1 糖質と脂質の相互変換◀2

過剰に摂取されたグルコースは解糖によってピルビン酸となり，ミトコンドリア内でアセチルCoAを経て，ミトコンドリア外（細胞質ゾル）でトリグリセリドとして貯蔵脂肪となる（**図4-7**）。この貯蔵脂肪は，必要に応じて脂肪酸とグリセロ

Column　グリセミックインデックス（GI）とは

グリセミックインデックス（GI；glycemic index）は，「基準となる食品（ブドウ糖または白パンが一般に使われている）と同等量のそれぞれの炭水化物を摂取した後の，血糖反応曲線下面積（5～10人の結果の平均）」と定義されている。例えば，食品AのGIは，（糖質50g相当の食品Aの血糖反応曲線下面積）/（50gブドウ糖摂取後の血糖反応曲線下面積）×100％として算出する。5～10人程度に同じ試験を行い，その平均値を食品AのGIとする。

本来，同じ量の炭水化物は同じエネルギーをもつため，同じ血糖上昇が期待されるが，実際には食品によって異なる場合がある。この現象に着目し，血糖反応を予測するための，より鋭敏な指標として提唱された。

摂取エネルギーだけではなく，GIを導入することによって糖尿病の管理を向上させようとする狙いがGIの実践的価値として注目されている。

（国立健康・栄養研究所：健康・栄養―知っておきたい基礎知識―（2003）第一出版より）

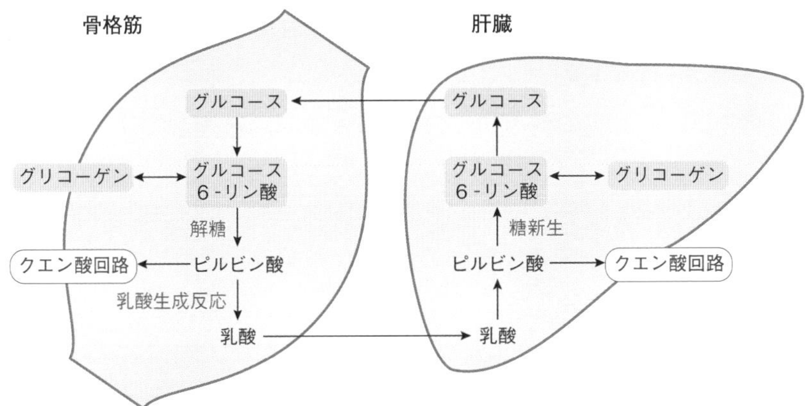

図4-6 コリ回路

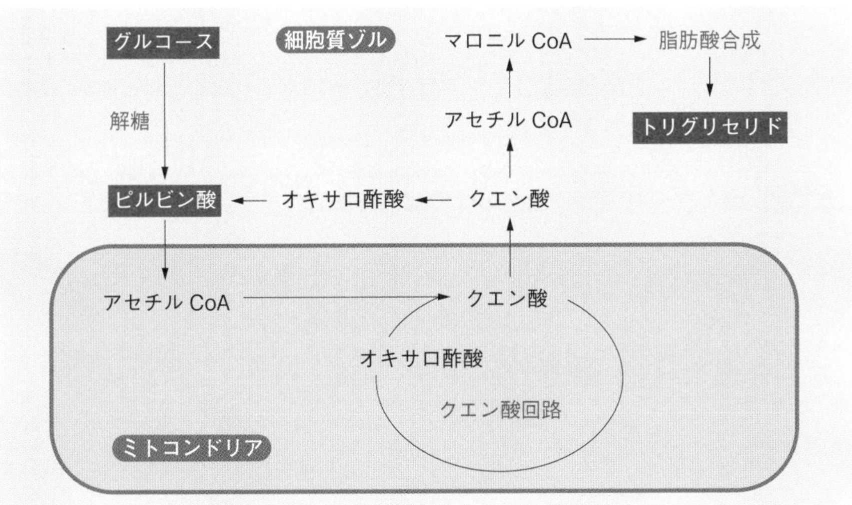

図4-7 グルコースの脂肪への変換

ールに分解され，グリセロールはグルコースに再合成される。しかし，脂肪酸はグルコースに再合成されることはなく，β酸化によってアセチル CoA となり，クエン酸回路に合流する。

2 糖質とたんぱく質の相互変換

アミノ酸は，アミノ基をアミノ基転移反応（p. 79，Column 参照）によってα-ケトグルタル酸（2-オキソグルタル酸）に渡してα-ケト酸（2-オキソ酸）となり，糖新生によってグルコースとなる。反対に，グルコースは代謝過程でα-ケト酸となり，アミノ基転移反応を受けて**可欠アミノ酸**が合成される。

可欠アミノ酸
グリシン，アラニン，セリン，アルギニン，プロリン，アスパラギン酸，アスパラギン，グルタミン酸，グルタミン，システイン，チロシンをいう（p. 5 参照）。

◀ 34-70
34-75

b ビタミン B_1 必要量の増加◀

グルコースが分解されてエネルギーを産生させる過程で，ビタミン B_1 を**補酵素**とする酵素には，ピルビン酸デヒドロゲナーゼ（ピルビン酸→アセチル CoA）と 2-ケトグルタル酸デヒドロゲナーゼ（クエン酸回路）がある（**図4-8**）。つまり，

補酵素
複合たんぱく質の酵素において，非たんぱく質部分をいう。補酵素は一般的に熱に安定で，低分子化合物である。補酵素は水溶性ビタミンからつくられ，種々の形で活性化させる。

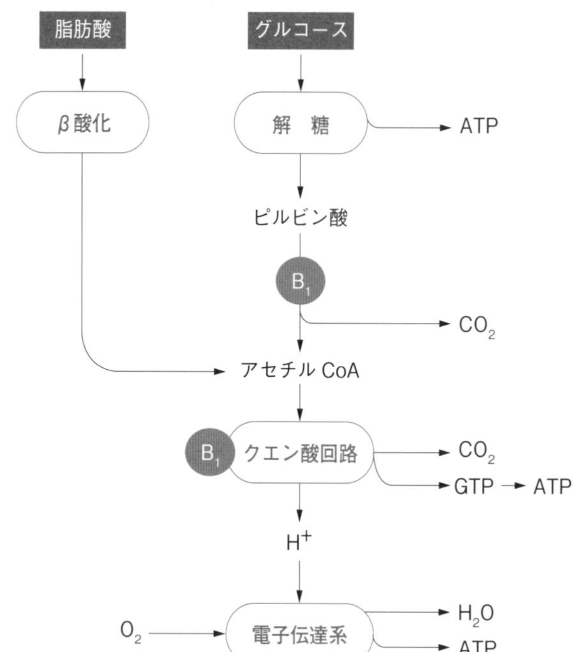

図4-8　グルコースの代謝に必要なビタミン B_1

糖質の多い食事を摂取したときにはビタミン B_1 の必要量が増加する。これは，糖質の含有量が多くビタミン B_1 が少ない白米のみを食べ続けると，ビタミン B_1 欠乏症である脚気が起こる原因を示している。

一方，脂肪酸が β 酸化してアセチル CoA になる過程では，ビタミン B_1 を補酵素とする酵素は存在しない。このため，脂肪がエネルギー源となる場合は，糖質がエネルギー源となる場合に比べてビタミン B_1 の消費量は少なくなる。これを，**脂質のビタミン B_1 節約作用**という。

補足　脂肪の代謝過程（脂肪酸→アセチル CoA）には，ビタミン B_2 が補酵素として働いている。脂肪酸の β 酸化に必要な FAD（フラビンアデニンジヌクレオチド）は，ビタミン B_2 から変換される（p. 86，7-A-b-2 参照）

C たんぱく質節約作用

生体のエネルギー源は糖質のほかに，たんぱく質，脂質がある。たんぱく質は本来，生体の構成成分や酵素などのたんぱく質合成のために使われなければならないが，次のような場合にはエネルギー源として使われる。

・必要エネルギー量に対して摂取エネルギー量が少ない場合。

・エネルギーの供給源のほとんどがたんぱく質の場合。

しかし，十分な糖質があれば，糖質がエネルギー源として使われ，たんぱく質はエネルギー源とならずに済む。これを，**糖質のたんぱく質節約作用**という。

D 難消化性炭水化物

食物成分の多くは消化・吸収に利用されるが，消化酵素では消化されない成分（難消化性糖質，難消化性多糖類）もある。それらは未消化物として大腸に移行し，腸内細菌により発酵することで短鎖脂肪酸などに変換され，大腸から吸収されてエネルギー源となる。

大腸は，消化管の最終部であり，盲腸・結腸・直腸に分けられる。水分とミネラルの吸収，短鎖脂肪酸の吸収，糞便の形成が行われる。盲腸，結腸の粘膜は単層上皮，直腸の粘膜は重層扁平上皮によって覆われている。

結腸は，横行結腸，上行結腸，下行結腸，S状結腸に分けられる。結腸には腸内細菌が多く棲息し，発酵による未消化物の分解が行われている。

◀37-72

a 不溶性食物繊維，水溶性食物繊維◀

●**難消化性糖質（難消化性多糖類）**　食物繊維と同様に，ヒトの消化酵素により消化されない糖質で，レジスタントスターチ（難消化性デンプン）（下記Column参照），**難消化性デキストリン**，**難消化性オリゴ糖**，糖アルコールなどを，難消化性多糖類という。また，食物繊維には，比較的発酵されやすいもの（主に水溶性食物繊維）と，発酵されにくいもの（主に不溶性食物繊維）がある。水溶性食物繊維は，糖質の吸収速度を遅くしたり，血清コレステロールの増加抑制，腸内環境を改善する。また不溶性食物繊維は，消化管内でカサが増えることで便量を増加させる作用がある。

●**難消化性多糖類以外の発酵・吸収**　難消化性多糖類だけではなく，未消化のたんぱく質，消化管粘膜から剥離脱落した吸収細胞のたんぱく質なども腸内細菌の発酵を受け，短鎖脂肪酸，二酸化炭素，水素ガス，アミノ酸を合成する。また，有害物質である**アンモニア**，**硫化化合物**，**インドール**，**スカトール**なども生成する。

難消化性デキストリン
食物繊維不足を補うためにトウモロコシのデンプンから作られた水溶性食物繊維。特定保健用食品（トクホ）の関与成分としても許可されている。

難消化性オリゴ糖
グルコース，フルクトースなどの単糖が2～10個グリコシド結合したもの。整腸効果，非う蝕性などを示す。

アンモニア
窒素と水の化合物。生体内ではたんぱく質由来の窒素から形成され，肝臓で尿素となり無毒化される。

硫化化合物
イオウと化合した物質，硫化物。生体内では，主として含硫アミノ酸を元に生成される。

インドール
たんぱく質が腸内細菌によって分解される際に，トリプトファンの分解産物として生成される。糞便臭の主成分の一つ。

スカトール
別名3-メチルインドール。毒性のある有機化合物で，ヒツジやネズミでは浮腫を生じる。一方で，低濃度では花の香りを呈する。

Column　レジスタントスターチとは

食事内容，調理法で差はあるが，摂取デンプン量の2～10%が小腸を通り過ぎるといわれ，この小腸で消化・吸収されないデンプンをレジスタントスターチ（resistant starch）と定義している。

レジスタントスターチは存在様式によって，①消化酵素の物理的な接触が不可能なデンプン，②消化酵素の化学的作用を受けつけないデンプン，③調理後の老化デンプンに分類されている。

レジスタントスターチの生体利用性に関する研究は少ないが，大腸の腸内細菌により90%前後は発酵されて，酢酸，プロピオン酸，酪酸などに代謝され，主にエネルギー源になるといわれている。また，レジスタントスターチの摂取による大腸内容物や糞便量の増大，pHの低下，便秘改善効果なども報告され，食物繊維に似た生理作用をもっているといわれている。

（国立健康・栄養研究所：健康・栄養―知っておきたい基礎知識―（2003）第一出版より）

表4-4 オリゴ糖エネルギー換算係数

エネルギー換算係数 (kcal/g)	該当する糖	推定エネルギー量
0（≦0.4）	エリトリトール*	0.3，0
1（0.5～1.4）	ポリデキストロース	1.0
2（1.5～2.4） （重合度の少ないグループ順）	マンニトール* ラクチュロース，イソマルチトール*，パラチニット*，ラクチトール* マルチトール*	2.1 1.6 1.77
	キシロトリオース，ケストース，ゲンチオトリオース，ラフィノース マルトトリイトール*	1.6 2.3
	スタキオース，α-サイクロデキストリン，β-サイクロデキストリン マルトシルβ-サイクロデキストリン	1.6 1.8
	4′-ガラクトオリゴ糖，6′-ガラクトオリゴ糖，キシロオリゴ糖，ゲンチオリゴ糖，フルクトオリゴ糖	1.6
3（2.5～3.4）	ソルビトール* パラチノースオリゴ糖 イソマルトオリゴ糖 大豆オリゴ糖 キシリトール*	3.0，2.8 3.0 3.1 3.4 3.6

注）*糖アルコール
資料）鈴木和春:エネルギー代謝,N ブックス 三訂 基礎栄養学/林淳三監修,p. 167(2015)建帛社より一部改変

◀37-72

b 難消化性糖質◀

食物繊維や難消化性オリゴ糖は，ヒトの体内の消化酵素による消化を受けずに大腸に到達し，腸内細菌による発酵を受け，短鎖脂肪酸（酢酸，プロピオン酸，酪酸など）やメタンガスなどに分解される。このうちの一部は生体内に取り込まれて利用されるため，約 2 kcal/g のエネルギー源となる。また，**糖アルコール***も食物繊維や難消化性オリゴ糖と同様に小腸では消化されず，腸内細菌により分解され，約 2 kcal/g の有効エネルギーを発生する（**表 4 - 4**）。

糖アルコール*
アルドース，ケトースの還元基の代わりにアルコール性水酸基をもつ化合物である。マルチトール，ラクチトール，パラチニット，ソルビトール，マンニトール，キシリトールなどがある。

c 腸内細菌叢と短鎖脂肪酸

1 ヒトの腸内細菌叢◀

ヒトの腸内には約100種類，100兆個の腸内細菌が棲（す）みつき，**腸内細菌叢**（さいきんそう）（腸内フローラ）を形成している。腸内細菌には次の 3 つがあり，その占有率は生活環境，性，年齢，身体状況（特に食事要因）によって変動する。

・有用菌：生体にとって好影響をもたらす。**乳酸菌**，**ビフィズス菌**など。
・有害菌：生体にとって悪影響をもたらす。腐敗菌，病原菌など。
・日和見菌（ひよりみ）：通常は好影響・悪影響のどちらももたらさないが，体調不良の場合などに悪影響をもたらす。嫌気性連鎖球菌など。

また，腸内細菌叢により，ビタミン B_2・B_6・B_{12}，葉酸，ビオチン，パントテン酸，ビタミン K などが合成される。

乳酸菌
ラクトース，グルコースなどを分解して乳酸を生成する菌の総称。ビフィズス菌，乳酸桿菌など。

ビフィズス菌
乳酸菌の一種で，グラム陽性嫌気性桿菌。動物腸内に常在し，腸運動を促進するとともに腐敗を抑制する。

補足 抗生物質の投与は腸内細菌叢の変化を来すことから，腸内細菌のビタミン合成障害を引き起こすことがある。

2 プレバイオティクス

有用菌を増やし，有害菌を減らし，腸管内環境の改善，生体への好影響をもたらす難消化性多糖類を，プレバイオティクスという（図4-9）。代表的なものとして，**難消化性オリゴ糖**，プロピオン酸，酪酸がある。

3 プロバイオティクス

乳酸菌，ビフィズス菌などの生菌，またはこれらの生菌を含むヨーグルトなどの食品のことを，**プロバイオティクス**という。これらの摂取によって，腸内細菌叢が改善され，良好な腸内環境が維持される。

4 短鎖脂肪酸

小腸で消化・吸収されなかった難消化性成分は，腸内細菌による発酵で**短鎖脂肪酸**，二酸化炭素，メタンガス，水素ガスなどに分解される。このとき生成される短鎖脂肪酸は，酢酸，プロピオン酸，乳酸，コハク酸，酪酸などである（**表4-5**）。短鎖脂肪酸が大量に生成されると大腸管腔内環境の pH は低下し，やや酸性となる。

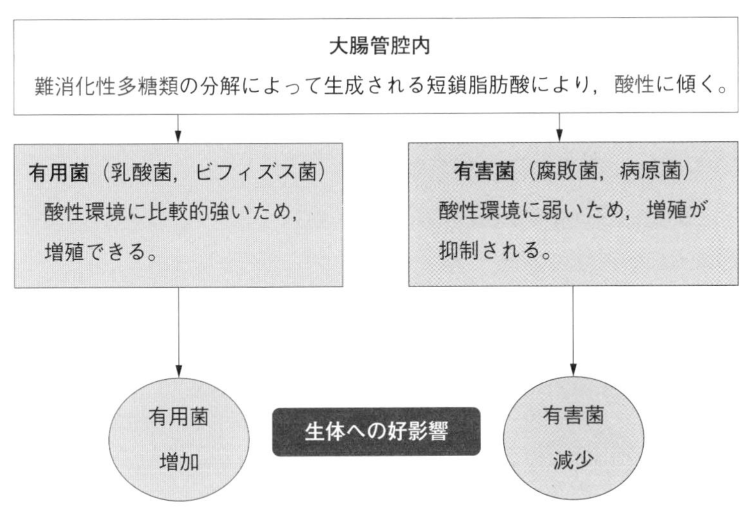

＊プレバイオティクス効果（有用菌増殖効果）をもたらす難消化性多糖類（難消化性オリゴ糖など）をプレバイオティクスと呼ぶ。

図4-9 プレバイオティクス効果

表4-5 腸内細菌によって生成される主な短鎖脂肪酸の種類と利用

酢酸，プロピオン酸，乳酸，コハク酸	大腸から吸収→肝臓・筋肉で代謝→宿主のエネルギー源として利用される（一部は糞便中に排泄）。
酪酸	大腸吸収細胞のエネルギー源として優先的に利用される。

Check 4 炭水化物の栄養

問題 次の記述について，○か×かを答えよ。

糖質の栄養

1 糖質の摂取量が多いと，ビタミンEの必要量が増す。
2 筋肉で生じた乳酸は，コリ回路を介してグルコースになる。
3 絶食時には，脂肪酸からグルコースが合成される。
4 筋肉のグリコーゲンは，グルコースに分解され血液中に放出される。
5 空腹時には，肝臓のグリコーゲンの合成が促進する。

糖質の代謝

6 筋肉のグリコーゲン合成は，グルカゴンによって促進される。
7 肝臓のグリコーゲン分解は，血中のグルコース濃度の上昇によって促進される。
8 急激な運動時には，コリ回路によって筋肉にグルコースが供給される。
9 グルコース-アラニン回路は，食後に肝臓での糖新生の材料を供給する。
10 脳では，トリグリセリドがエネルギー源として利用される。

食物繊維・難消化性糖質の作用

11 難消化性糖質も，最終的には消化酵素で消化される。
12 腸内細菌の発酵を受けるのは，難消化性多糖類のみである。
13 糖アルコールは小腸で消化され，約2 kcal/gのエネルギー源となる。
14 短鎖脂肪酸が大量に生成されると，大腸管腔内環境のpHは上昇する。
15 生体への好影響をもたらす難消化性多糖類を，プレバイオティクスという。

解説

1 × 糖質の摂取量が多くなると，ビタミンB_1の必要量が増す。グルコースの分解におけるエネルギー産生の過程で，ビタミンB_1は補酵素として働く。
2 ○
3 × 絶食時には，乳酸，ピルビン酸，グリセロール，アミノ酸などの非糖質化合物からグルコースが合成される。これを糖新生という。
4 × 筋肉中のグリコーゲンはグルコースに分解されないため，血液中に放出されることはない。したがって，筋肉は血糖を維持する役割をもたない。
5 × 空腹時などエネルギーが必要な場合，肝臓中のグリコーゲンの分解が促進される。

---

6 × 筋肉のグリコーゲン合成は，インスリンによって促進される。グルカゴンは，肝臓におけるグリコーゲン分解を促進し，血糖値を上昇させる。
7 × 血中グルコース濃度が低下すると，グルカゴンが分泌されて，肝臓のグリコーゲンを分解する。反対に，血糖が上昇すると，インスリンによって肝臓グリコーゲン合成が促進される。
8 ○ 急激な運動時に筋肉グリコーゲンの分解によって生成された乳酸が，肝臓でグルコースに再生し，エネルギー源として利用される。この筋肉と肝臓における循環をコリ回路という。
9 × グルコース-アラニン回路は，空腹時に糖新生の材料を供給する。
10 × 脳では，全エネルギーの大部分を糖質のグルコースから供給している。

---

11 × 難消化性糖質（難消化性多糖類）は，人間の消化酵素では消化されない。
12 × 難消化性多糖類のほか，未消化のたんぱく質や，吸収細胞のたんぱく質なども腸内細菌の発酵を受ける。
13 × 糖アルコールは小腸で消化されず，腸内細菌により分解される。
14 × 短鎖脂肪酸が大量に生成されると，大腸管腔内環境のpHは低下し，やや酸性となる。
15 ○

5 脂質の栄養

脂質は，水に不溶性で有機溶媒に可溶性の物質。脂肪酸とグリセロールがエステル結合した単純脂質※，単純脂質にリン酸，糖質，たんぱく質が結合した複合脂質，脂肪酸，脂肪族アルコール，ステロイド，色素類，脂溶性ビタミンなどの誘導脂質がある。

A 脂質の体内代謝

a 脂質の栄養学的特徴

1 トリグリセリド（トリアシルグリセロール）合成

●**肝臓，脂肪組織でのトリグリセリド合成**　肝臓や脂肪組織では，グリセロール3-リン酸経路で合成される。**解糖**より供給されるグリセロール3-リン酸に，脂肪酸が変換されたアシルCoAのアシル基が転移することで，トリグリセリドが合成される（図5-1）。

解糖
エネルギー獲得のためのグルコース分解系で嫌気的な代謝系である。最終産物は乳酸（あるいはピルビン酸）である。

●**小腸でのトリグリセリド合成**　肝臓，脂肪組織とは異なり，小腸では2-モノグリセリド経路で合成される。脂質の消化過程で生じた2-モノグリセリドにアシルCoAのアシル基が転移されて，トリグリセリドが合成される（図5-1）。

2 脂肪細胞の役割◀

◀34-74
33-77

●**脂肪細胞の貯蔵能**　脂肪細胞は主に脂質の貯蔵庫としての役割をもつ。食事由来のトリグリセリドは，LPLによってグリセロールと脂肪酸に分解され，細胞内に取り込まれる。グリセロールは肝臓に取り込まれ，糖新生の材料やグリセロール3-リン酸となる。脂肪細胞に取り込まれた脂肪酸は，グリセロール3-リン酸経路でトリグリセリドとなり貯蔵される。貯蔵されているトリグリセリドは必要に応じてホルモン感受性リパーゼによってグリセロールと脂肪酸に分解され，エネルギー源として利用される（下記Column参照）。脂肪組

Column　ホルモン感受性リパーゼ◀

エネルギーが不足（飢餓，空腹）状態になると，脂肪細胞内にあるホルモン感受性リパーゼが活性化され，トリグリセリドをグリセロールと遊離脂肪酸に加水分解する。これらは，別々の経路でアセチルCoAとなり，エネルギー源として利用される。ホルモン感受性リパーゼは，次のホルモンによって調節されている。

●**ホルモン感受性リパーゼの作用抑制**：インスリンは，ホルモン感受性リパーゼの脱リン酸化を促進し，ホルモン感受性リパーゼの作用を抑制する。その結果，脂肪組織からのグリセロール，遊離脂肪酸の放出が抑制される。

●**ホルモン感受性リパーゼの活性化**：カテコールアミン（アドレナリン，ノルアドレナリン），グルカゴン，成長ホルモン，甲状腺刺激ホルモン，副腎皮質刺激ホルモン（ACTH），糖質コルチコイド（グルココルチコイド）は，ホルモン感受性リパーゼを活性化する。その結果，脂肪組織からのグリセロール，遊離脂肪酸の放出が促進される。

◀37-74，36-74，35-74

※グルコースから生成されるグリセロールの水酸基（-OH）と，脂肪酸のカルボキシ基（-COOH）が3個くっついてエステル結合した化合物をトリグリセリド（トリアシルグリセロール，中性脂肪）という。一般に油脂といわれるものはトリグリセリドを主成分としている。そのほかに1個の脂肪酸がエステル結合したモノグリセリド（モノアシルグリセロール），2個の脂肪酸がエステル結合したジグリセリド（ジアシルグリセロール）がある。

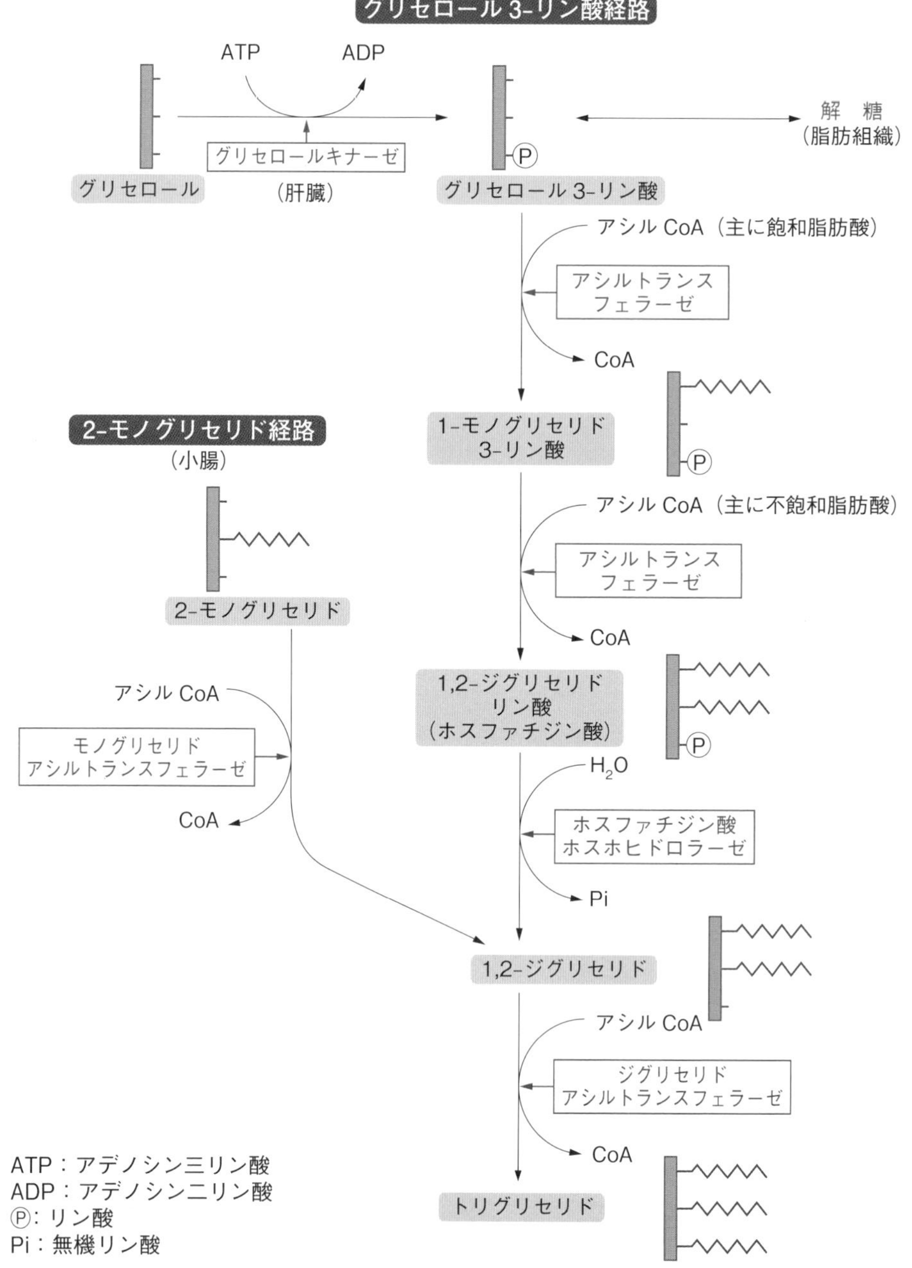

図5-1　肝臓・脂肪組織・小腸におけるトリグリセリドの合成

織の貯蔵能には制限がないため肥満の原因となる。

●脂肪組織の種類と量　脂肪組織は**白色脂肪組織**と**褐色脂肪組織**に分けられ，成人ではほとんどが白色脂肪組織である。白色脂肪組織は主として脂質の貯蔵庫となるのに対し，褐色脂肪組織は細胞内にミトコンドリアをもち，脂質を分解することができるため，熱産生組織といえる。

体内の脂肪組織の量（体重％）は，新生児で約16％，成人男性で約20％，成人女性で約25％である。

b 食後・食間期の脂質代謝◀

◀36-74
35-74
34-74
33-77

1 食後の脂質代謝の特徴

●**脂質の吸収**　食事として摂取した脂質は，小腸から**複合ミセル**として吸収され，小腸吸収細胞でカイロミクロン（**キロミクロン**）（リポたんぱく質，p. 34参照）に取り込まれてリンパ系に放出される。

●**脂質の血液循環**　リンパ系のカイロミクロンは，胸管を経て鎖骨下大静脈に流れ込み，末梢組織へ送られる（p. 41参照）。このとき，カイロミクロンは**リポたんぱく質リパーゼ（LPL）**の作用により加水分解されて，肝外組織に脂肪酸を放出する（**図5-2**）。この脂肪酸はエネルギー源に利用されたり，貯蔵脂質として貯蔵される。脂肪酸を多量に放出したカイロミクロンは，**カイロミクロンレムナント**となり，やがて肝臓へ移行する。

●**インスリンによる作用**　食後は糖質の摂取により血糖値が上昇するため，膵臓からインスリン分泌が促進される。インスリンは脂肪組織のLPLを活性化させて，脂肪組織への脂肪酸の取り込みを促進する。

2 食間期の脂質代謝の特徴

●**脂肪酸の分解**　食間期，脂肪細胞に貯蔵されていたトリグリセリドは，**ホルモン感受性リパーゼ**の作用により加水分解されて，グリセロールと脂肪酸となり，血中へ放出される。これらは，肝臓などの末梢組織に輸送される。

●**脂肪酸の利用**　脂肪酸は肝臓で代謝を受けてアセチルCoAとなり（β酸化），クエン酸回路（TCAサイクル）に入ってCO_2とH_2Oまで分解され，高エネルギーを放出する。一部のアセチルCoAは再びトリグリセリドを合成

複合ミセル
→p.34
この場合の複合ミセルは，胆汁酸と脂質からなる。

リポたんぱく質リパーゼ（LPL）
血中に存在するリポたんぱく質に作用して，リポたんぱく質から脂質を遊離する酵素。脂肪細胞に脂肪酸が貯蔵されるときには必ず働く。

カイロミクロンレムナント
カイロミクロンよりもトリグリセリドが少なく，相対的にコレステロールを多く含む。

ホルモン感受性リパーゼ
脂肪組織に存在するリパーゼで，トリグリセリドをグリセロールと脂肪酸に分解する酵素。
（p. 59 Column 参照）

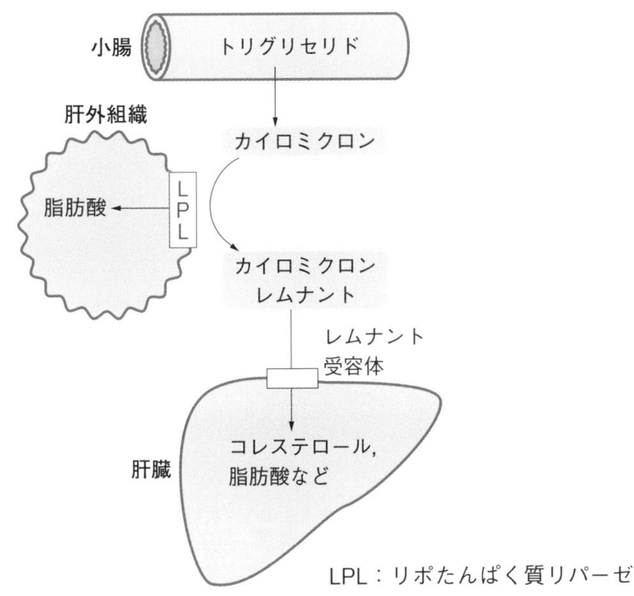

図5-2 脂質の代謝

する経路へと戻って再合成され，体内に貯蔵される。

◀1 35-74
◀2 33-77

c 脂質代謝の臓器差[1, 2]

1 肝臓

肝臓は，脂質の代謝と輸送の中心的な役割を担っている。肝臓で合成されたトリグリセリド，コレステロールは，VLDL（超低比重リポたんぱく質），LDL（低比重リポたんぱく質）などのリポたんぱく質として筋肉，脂肪組織，そのほかの臓器に送られ，エネルギー源，細胞膜の構成成分として使われる。

肝臓に取り込まれた脂肪酸は，β酸化回路によりアセチル CoA に変換され，エネルギー源として利用される。また，アセチル CoA が過剰になるとケトン体（p. 64，5-B-c 参照）に変換され，血液によって筋肉，心臓，（飢餓時，絶食時では）脳などの肝外組織に運ばれ，エネルギー源として利用される。

2 脂肪組織

脂肪組織は脂肪細胞によって構成される。脂肪細胞の主成分はトリグリセリドである。食事由来または肝臓由来のトリグリセリドは，脂肪組織に貯蔵され，必要に応じて血中に放出される。

B 脂質の臓器間輸送

◀3 35-75
34-74

a リポたんぱく質[1, 3]

アポたんぱく質
役割には，次のものがある。①リポたんぱく質の構造の維持。②リポたんぱく質リパーゼ（LPL）の賦活化。③レシチンコレステロールアシルトランスフェラーゼ（LCAT）の賦活化。④組織のリポたんぱく質受容体に対するリガンド（特異的に結合する物質）。

脂質は水に溶けないため，脂質が**アポたんぱく質**と結合したリポたんぱく質を形成することにより，血液中を輸送できる。

リポたんぱく質は，**図5-3**のような粒子状の形態をしており，外側に親水成分，内側に疎水成分をもち，粒子表面にはアポたんぱく質を有する。また，密度，直径，組成などにより，**表5-1**のように分類される。主な役割，特徴は次の通りである。

●カイロミクロン

・役割：小腸から吸収した脂質を，脂肪組織などへ輸送する。食後には血中濃度

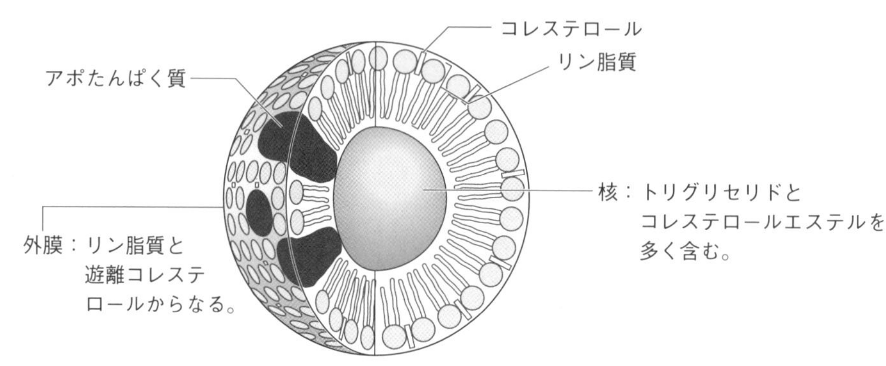

図5-3 リポたんぱく質の構造

表5-1 血漿中のリポたんぱく質

リポたんぱく質	密度 (g/mL)	直径 (nm)	組成比（重量%）				
			トリグリセリド	リン脂質	コレステロール	たんぱく質	主なアポたんぱく質
カイロミクロン	<0.95	>70	83～88	3～8	3～7	1～2	B-48，C，E
VLDL	0.95～1.006	30～90	50～60	8～20	13～23	7～13	B-100，C，E
LDL	1.019～1.063	22～28	8～13	20～28	40～60	20～25	B-100
HDL	1.063～1.210	5～12	4～16	30～48	17～30	33～57	A-I，A-II，E

注）▒▒：組成比が特に高いもの。

が高まる。

・特徴：トリグリセリドを多く含む。直径は大きいが，密度は低い。

・合成・体内循環：小腸で吸収した食事由来の脂肪を材料として，小腸吸収細胞で合成される。その後，リンパ管に放出され，胸管を経由して血中に流れ，肝外組織に脂肪酸を放出しながら移行し，肝臓にカイロミクロンレムナントとして取り込まれる（p. 61，**図5-2**）。

●VLDL（超低比重リポたんぱく質）

・役割：肝臓で蓄積されたトリグリセリドなどを，肝外組織へ輸送する。

・特徴：カイロミクロンと同様に，トリグリセリドを多く含む。

・合成・体内循環：肝臓で合成され，肝外組織に脂肪酸を放出する。LPL により分解されてトリグリセリドの含量が少なくなると，IDL（中間比重リポたんぱく質）を経て LDL に代謝される（**図5-4**）。

●LDL（低比重リポたんぱく質）

・役割：血管壁などの末梢組織に，コレステロールの輸送を行う。

・特徴：コレステロールを多く含む。

・合成・体内循環：VLDL が血液中で代謝される過程で合成される。肝外組織にコレステロールを放出する（**図5-4**）。血中に高濃度で存在すると，コレステロールが血管壁に付着し，動脈硬化の原因となる。このため，LDL は悪玉コレステロールと呼ばれる。また，肝臓や末梢組織には LDL **受容体**があり，そこから LDL を取り込み，コレステロールが利用される。細胞内のコレステロール濃度は厳密に制御されており，細胞内のコレステロールが減少したとき，細胞膜上に LDL 受容体が発現し，LDL コレステロールの取り込みを行う。エストロゲンは肝臓での LDL 受容体の数を増加させ，LDL コレステロールの取り込みを促進する。

受容体
レセプターともいう。ホルモンや栄養素が作用を果たすところで働くことができるのは，細胞膜や核内に特異的な受容体があるためである。例えば，女性ホルモンであるエストロゲンが卵巣で働くためには，そこにエストロゲンレセプターがあることが必須となる。

●HDL（高比重リポたんぱく質）

・役割：血管壁などの末梢組織からコレステロールを取り込み，肝臓へ輸送する。

・特徴：たんぱく質の割合が高く，密度が最も高い。持久性運動では，肝臓における糖質，脂質の異化を亢進し，脂肪組織から肝臓への取り込みを促進することから，HDL が多くなる。

・合成・体内循環：肝臓や小腸でつくられた幼若 HDL から血液中で合成され

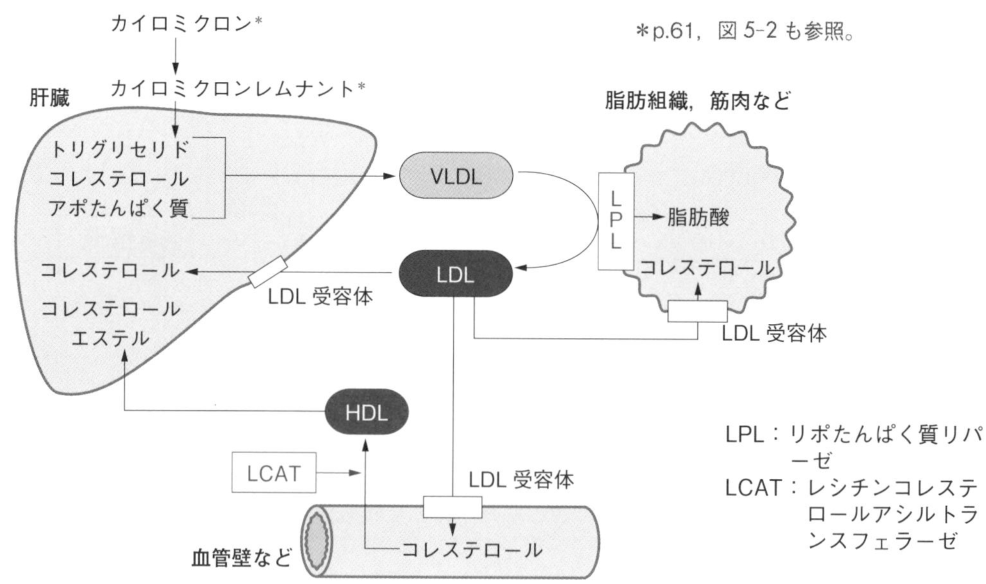

図5-4 リポたんぱく質の代謝

る。HDL は LCAT（レシチンコレステロールアシルトランスフェラーゼ）の作用によって末梢組織のコレステロールをコレステロールエステルとして取り込み，肝臓に輸送する（図 5-4）。これは動脈硬化の予防となるため，HDL は善玉コレステロールと呼ばれる。

◀1 36-69
33-77
◀2 34-74

b 遊離脂肪酸[1, 2]

エネルギーが不足すると，脂肪組織からトリグリセリドが加水分解されて，血液中でグリセロールと脂肪酸となる。この脂肪酸を**遊離脂肪酸**という。遊離脂肪酸はアルブミンと結合し（1モルのアルブミンは6モルの脂肪酸と結合可能），血液で運搬され，肝臓や筋肉でエネルギー源として利用される。絶食状態では，脂肪組織のトリグリセリドをエネルギー源とするので，血液中の遊離脂肪酸濃度が高くなる。

◀3 37-74
35-74

c ケトン体[2, 3]

飢餓状態（絶食，激しい運動時など体内のグルコース（ブドウ糖）が枯渇する状態）では，グルコースに代わるエネルギー源として脂肪酸の分解が亢進しアセチル CoA が生成されるが，アセチル CoA はエネルギーとして利用できない。そのため，肝臓でケトン体の生成が亢進する。しかし，肝臓はケトン体を代謝できないため，そのケトン体は放出され，肝臓以外の他の臓器（心筋，腎臓，脳など）で代謝され，エネルギーを生成する（p. 48参照）。

C コレステロール代謝の調節

生体内でアセチル CoA から合成されるコレステロールは，脳神経系や細胞膜の構成成分であるほか，ホルモンや胆汁酸を合成する。

a コレステロールの合成・輸送・蓄積◀1

◀1 33-78

コレステロールは，アセチル CoA を材料とし，**HMG-CoA** や**メバロン酸**など20数段階を経て合成される（**図5-5**）。

肝臓で合成されたコレステロールは，トリグリセリドとともに VLDL を形成し，脂肪組織や筋肉などに輸送される。VLDL が変化した LDL は，肝臓や末梢組織にある LDL 受容体に取り込まれ，コレステロールが蓄積される（p. 64，**図5-4**）。

HMG-CoA
hydroxy-3-methyl-glutaryl CoA の略語。コレステロール合成の中間物質。

メバロン酸
コレステロール合成の過程において，コレステロール合成の律速酵素である HMG-CoA レダクターゼによってつくられる，コレステロール合成の中間物質。

b フィードバック調節◀2

◀2 35-75

代謝産物がその生産にかかわる酵素の活性を阻害し，生成物の過剰生産を防ぐ仕組みをフィードバック阻害という。

コレステロール代謝においては，代謝産物であるコレステロールが，コレステロール合成の律速酵素である **HMG-CoA レダクターゼ（還元酵素）**をフィードバック阻害することで，生産量を調節している（**図5-5**）。

HMG-CoA レダクターゼ（還元酵素）
コレステロール合成の律速酵素。脂質異常症治療薬のスタチン系の薬剤は，この酵素阻害剤として作用したものである。

c コレステロール由来の体成分◀2

肝臓でのコレステロールの分解により胆汁酸が生成される。皮下で紫外線によりコレステロールからビタミン D_3 が合成される。

副腎皮質と生殖腺では，コレステロールから各種の**ステロイドホルモン**（副腎皮質ホルモンや性ホルモン）が合成される（**図5-6**）。副腎皮質や生殖腺のステロイドホルモン産生細胞内で，コレステロールの側鎖が切断され，**プレグネノロン**に変換される。その後，**脱水素酵素**，**開裂酵素**，**異性化酵素**などの作用によりステロイドホルモンが合成される。

このようなステロイドホルモンの合成は，脳下垂体前葉から分泌される副腎皮質刺激ホルモンや性腺刺激ホルモンなどによって調節されている。

ステロイドホルモン
誘導脂質。コレステロールから合成されるホルモンには，性ホルモンや副腎皮質ホルモンがある。

プレグネノロン
ステロイドホルモンの前駆体。ホルモン作用はなく，すべてのステロイドホルモン合成の分岐点で，コレステロールからステロイドホルモンへと転換する律速段階の物質である。

脱水素酵素
基質から水素イオンを水素受容体に転位する反応を触媒する酵素。

開裂酵素
β-カロテンからレチノールに転換するときに働くものや，コレステロールからステロイドホルモンを合成するときに働く酵素が有名である。

異性化酵素
基質分子内の構造転換によって，異性体が生成する反応を触媒する酵素。

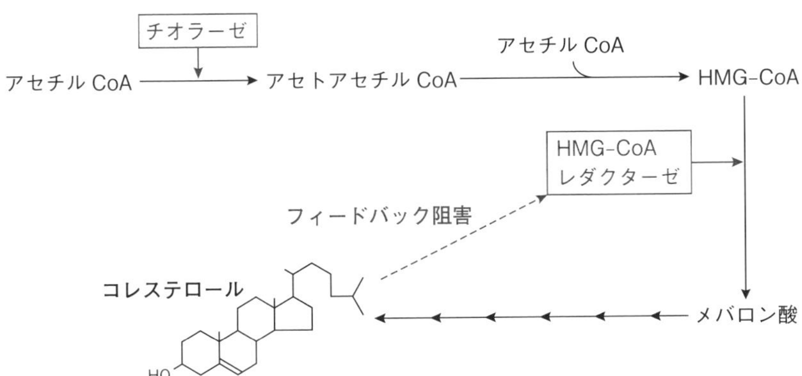

図5-5 コレステロールの合成

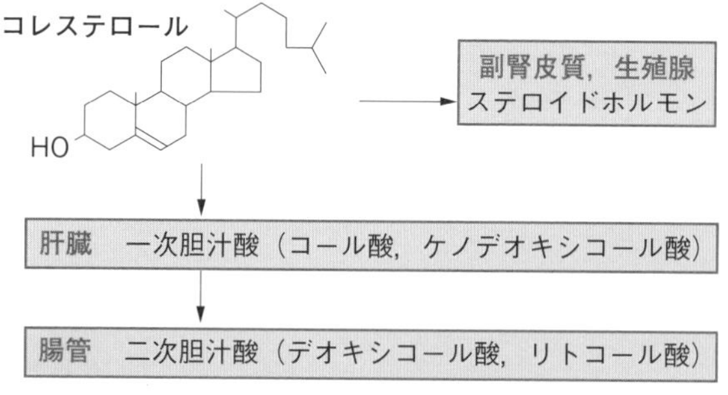

図5-6 ステロイドホルモン，胆汁酸の合成

◀37-75
35-75
33-78

d 胆汁酸の腸肝循環◀

●**胆汁酸の合成と働き**　肝臓では，コレステロールから胆汁酸が合成される。この胆汁酸は一次胆汁酸（コール酸，ケノデオキシコール酸）と呼ばれ，胆嚢から十二指腸に分泌される。胆汁酸は食事由来の脂質とミセルを形成し，その消化・吸収を助ける。胆汁酸の一部は腸内細菌の作用で二次胆汁酸（デオキシコール酸，リトコール酸）に変換される（**図5-6**）。

●**腸肝循環**　胆汁酸は腸管（回腸）からほとんど再吸収され，門脈を経て肝臓へ戻る閉鎖的な腸肝循環を行っている。腸肝循環は1日数回行われ，肝臓の胆汁酸生産能力を補っている。

D 摂取する脂質の量と質の評価

a 脂肪エネルギー比率

食事による総エネルギー量がほぼ一定の範囲内では，脂質の摂取量が増加（または減少）すると，炭水化物とたんぱく質の摂取量が減少（または増加）することがあることから，脂質の摂取量については炭水化物とたんぱく質の摂取量を考慮に入れる必要がある。「日本人の食事摂取基準（2020年版）」の脂質の食事摂取基準では，これらを考慮した上で，エネルギー比率として示されている（**参考表**）。

b 飽和脂肪酸，一価不飽和脂肪酸，多価不飽和脂肪酸

脂肪酸には**表5-2**の通り3種あり，脂質摂取に際してはこれらの脂肪酸のバランスをとることが重要であるが，「日本人の食事摂取基準（2020年版）」では，比率は示されていない（**参考表**）。

c n-6系脂肪酸，n-3系脂肪酸

n-6系脂肪酸，n-3系脂肪酸とは，n-6系多価不飽和脂肪酸とn-3系多価不飽和脂肪酸のことである。「日本人の食事摂取基準（2020年版）」では，n-6とn-3の食事摂取基準が示されている（**参考表**）。なお，n-x表記は，メチル基を1番と

参考表 脂質の食事摂取基準（10歳未満を省略）[*1]

性別	脂質（%エネルギー）				飽和脂肪酸（%エネルギー）[*2,3]		n-6系脂肪酸（g/日）		n-3系脂肪酸（g/日）	
	男性		女性		男性	女性	男性	女性	男性	女性
年齢等	目安量	目標量[*1]	目安量	目標量[*1]	目標量	目標量	目安量	目安量	目安量	目安量
10～11歳	—	20～30	—	20～30	10以下	10以下	10	8	1.6	1.6
12～14歳	—	20～30	—	20～30	10以下	10以下	11	9	1.9	1.6
15～17歳	—	20～30	—	20～30	8以下	8以下	13	9	2.1	1.6
18～29歳	—	20～30	—	20～30	7以下	7以下	11	8	2.0	1.6
30～49歳	—	20～30	—	20～30	7以下	7以下	10	8	2.0	1.6
50～64歳	—	20～30	—	20～30	7以下	7以下	10	8	2.2	1.9
65～74歳	—	20～30	—	20～30	7以下	7以下	9	8	2.2	2.0
75歳以上	—	20～30	—	20～30	7以下	7以下	8	7	2.1	1.8
妊婦			—	20～30		7以下		9		1.6
授乳婦			—	20～30		7以下		10		1.8

注）[*1] 範囲に関しては，おおむねの値を示したものである。
[*2] 飽和脂肪酸と同じく，脂質異常症および循環器疾患に関与する栄養素としてコレステロールがある。コレステロールに目標量は設定しないが，これは許容される摂取量に上限が存在しないことを保証するものではない。また，脂質異常症の重症化予防の目的からは，200mg/日未満に留めることが望ましい。
[*3] 飽和脂肪酸と同じく，冠動脈疾患に関与する栄養素として**トランス脂肪酸**がある。日本人の大多数は，トランス脂肪酸に関する世界保健機関（WHO）の目標（1%エネルギー未満）を下回っており，トランス脂肪酸の摂取による健康への影響は，飽和脂肪酸の摂取によるものと比べて小さいと考えられる。ただし，脂質に偏った食事をしている者では，留意する必要がある。トランス脂肪酸は人体にとって不可欠な栄養素ではなく，健康の保持・増進を図る上で積極的な摂取は勧められないことから，その摂取量は1%エネルギー未満に留めることが望ましく，1%エネルギー未満でもできるだけ低く留めることが望ましい。
資料）厚生労働省：日本人の食事摂取基準（2020年版）策定検討会報告書，p.149-151（2019）

トランス脂肪酸
トランス型の二重結合をもつ不飽和脂肪酸であり，牛，羊など反芻動物の体脂肪・乳脂肪に含有されることから，これらの動物の肉製品・乳製品に含まれる。

表5-2 脂肪酸の種類

脂肪酸	種類	特徴
飽和脂肪酸	パルミチン酸，ステアリン酸など	炭化水素鎖に二重結合をもたない脂肪酸。
一価不飽和脂肪酸	オレイン酸，パルミトオレイン酸など	炭化水素鎖に1個の二重結合をもつ脂肪酸。過不足などヒトでのリスクはほとんど報告がないため，「日本人の食事摂取基準（2020年版）」では，設定されていない。
多価不飽和脂肪酸	リノール酸，アラキドン酸など	炭化水素鎖に複数の二重結合をもつ脂肪酸。

◀36-75
34-75

して数え，初めて二重結合が現れる炭素番号をxとしたものである。脂肪酸の伸長反応は，メチル基と反対のカルボキシル基で起こるため，n-x系は炭素数が増えても変化しない。

d 必須脂肪酸◀

●**必須脂肪酸の種類**　体内では合成されないため，食物から摂取しなければならない脂肪酸を**必須脂肪酸**という。多価不飽和脂肪酸であるn-6系の**リノール酸**とn-3系の**α-リノレン酸**などがある（**図5-7**）。

●**多価不飽和脂肪酸の合成**　必須脂肪酸は鎖長伸張酵素，不飽和化酵素により多価不飽和脂肪酸が合成される。例えば，リノール酸から**アラキドン酸***が生合成され，α-リノレン酸から**エイコサペンタエン酸（EPA）***（イコサペンタエ

リノール酸
n-6系の不飽和脂肪酸で必須脂肪酸。植物油に多く含まれ，体内でアラキドン酸となる。プロスタグランジン（PG），トロンボキサン（TX）などのエイコサノイドの前駆体。

α-リノレン酸
n-3系の不飽和脂肪酸で必須脂肪酸。体内ではエイコサペンタエン酸となり，エイコサノイドの前駆体でもある。シソ油などに多く，エイコサペンタエン酸は魚油に多く含む。

*解説はp.68

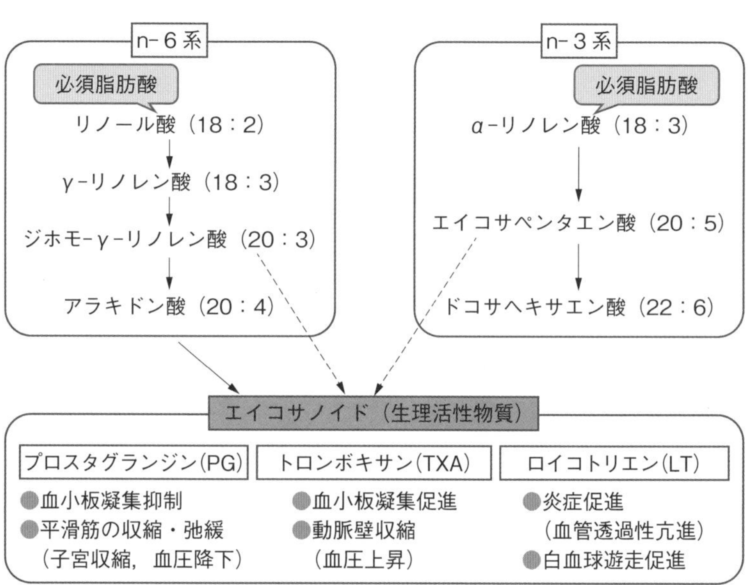

図5-7　n-6系，n-3系の必須脂肪酸とエイコサノイド（生理活性物質）

表5-3　主要なエイコサノイドの生理活性

	生理活性		生理活性
PGD_2	睡眠誘発	PGI_2	血小板凝集阻害，血管弛緩（血圧低下）
PGE_2	血管透過性の亢進，胃液分泌，腸管運動の亢進，免疫抑制	TXA_2	血小板凝集促進，血管収縮（血圧上昇）
$PGE_{2\alpha}$	子宮収縮，黄体退行，気管支収縮	LTB_4	白血球遊走性の亢進，白血球活性化

注）PG：プロスタグランジン，PGI：プロスタサイクリン，TX：トロンボキサン，LT：ロイコトリエン

ン酸（IPA)），**ドコサヘキサエン酸（DHA）**が生合成される。さらに，炭素数20の多価不飽和脂肪酸であるアラキドン酸とEPAからプロスタグランジンなどのエイコサノイド（生理活性物質）が生合成される（下記e 参照）。

●**必須脂肪酸の欠乏**　乾燥したうろこ状の皮膚（魚鱗癬（ぎょりんせん）），成長遅延などの症状が現れる。

e 脂肪酸由来の生理活性物質

脂肪酸由来の**生理活性物質**には，プロスタグランディン(プロスタグランジン：PG)，プロスタサイクリン（PGI），トロンボキサン（TX），ロイコトリエン（LT）などがある。炭素数が20の化合物であるため，20の意味をもつeicosaに由来しエイコサノイド（イコサノイド）と呼ばれる。

●**エイコサノイドの生理活性**　合成された局所でホルモン様の作用を示す（**表5-3**）。

●**エイコサノイドの生成**（図5-8）

・アラキドン酸にシクロオキシゲナーゼが作用すると，PG，PGI，TXが生成する。

*用語出現は p. 67

アラキドン酸*
リノール酸から炭素数が2個，二重結合が2個増えた，炭素数が20個の不飽和脂肪酸。生理活性物質であるエイコサノイドを合成する前駆体。

エイコサペンタエン酸(EPA)*
α-リノレン酸からつくられる炭素数20個の不飽和脂肪酸。この物質からエイコサノイドがつくられる。魚油に多い。

ドコサヘキサエン酸(DHA)
α-リノレン酸からエイコサペンタエン酸がつくられ，さらに炭素数が2個，二重結合が1個増えた，炭素数22個の不飽和脂肪酸。魚油に多い。

◀ 34-75

生理活性物質
生体内において代謝や成長などの生理機能を調節する物質。ホルモン，酵素などがあるが，ホルモン様の作用をもつ物質をいう。例えば，エイコサノイド（PG，TX，LT）や活性型ビタミンDなど，多くの物質が見つかっている。

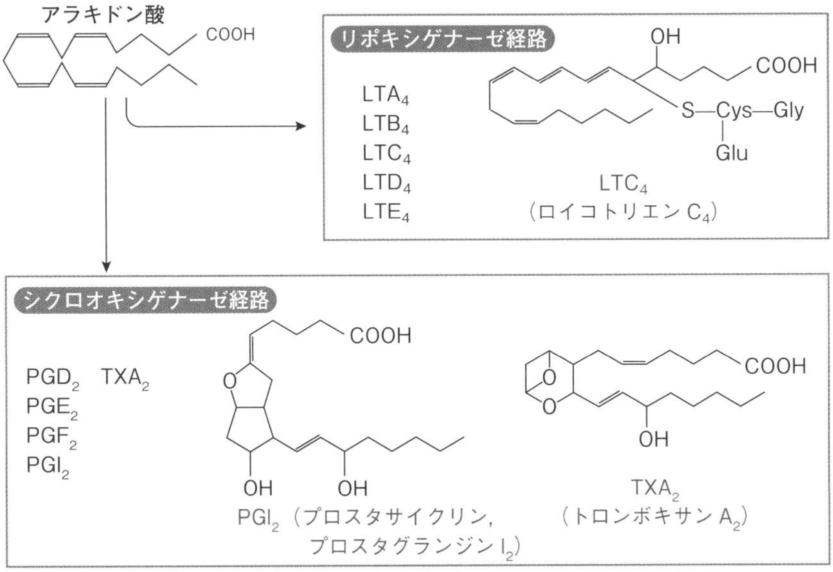

アラキドン酸 COOH

リポキシゲナーゼ経路
LTA_4
LTB_4
LTC_4
LTD_4
LTE_4
OH COOH S—Cys—Gly Glu
LTC_4
(ロイコトリエン C_4)

シクロオキシゲナーゼ経路
PGD_2 TXA_2
PGE_2
PGF_2
PGI_2
COOH O OH OH
PGI_2(プロスタサイクリン,プロスタグランジン I_2)
O O COOH OH
TXA_2
(トロンボキサン A_2)

図5-8 ロイコトリエン C_4,プロスタサイクリン,トロンボキサン A_2 の生成

・アラキドン酸にリポキシゲナーゼが作用すると,LT が生成する。
・アラキドン酸由来のエイコサノイドの産生は,n-3系多価不飽和脂肪酸摂取の影響を強く受ける。

E 他の栄養素との関係

a ビタミン B_1 節約作用◀ ◀35-77

前述したように(p.53, 4-C-b 参照),糖質はエネルギーを産生する過程で,ピルビン酸をアセチル CoA に分解する反応があるが,この反応ではビタミン B_1(チアミン)が必要となる。一方,脂肪酸の β 酸化によってアセチル CoA が生じる反応ではビタミン B_1 が必要ではない(p.54, **図4-8**)。つまり,脂質は糖質よりも,ビタミン B_1 を節約できることとなる。このことを,**脂質のビタミン B_1 節約作用**と呼ぶ。

b エネルギー源としての糖質の節約作用

食事として摂取する脂質や体内の脂質をエネルギー源として利用すると,糖質の消費は少なくて済む。脂質(トリグリセリド)1g当たりの熱量は,糖質の約2倍(約9kcal)である。エネルギー源として脂質を利用することで,**糖質やたんぱく質を節約する**ことができる。

Check 5 脂質の栄養

問題 次の記述について，○か×かを答えよ。

脂質について

1 HDL は，肝外組織のコレステロールを肝臓へ輸送する。
2 白色脂肪組織の細胞質内には，褐色脂肪組織に比べ多数のミトコンドリアが存在する。
3 炭素数18個の n-6 系および n-3 系の多価不飽和脂肪酸は，エイコサノイドの前駆体である。
4 ステロイドホルモンは，スクワレンから誘導される。
5 アセチル CoA は，肝臓の細胞質に存在する酵素により，アセトン，アセト酢酸，β-ヒドロキシ酪酸などのケトン体になる。

脂質代謝

6 食後には，血中の遊離脂肪酸が上昇する。
7 肝臓でのコレステロール合成は，フィードバック阻害されない。
8 LDL は，トリグリセリドの含有率が最も高いリポたんぱく質である。
9 肝臓で合成され，分泌される胆汁酸は，二次胆汁酸である。
10 食後は，血中カイロミクロンに多く含まれるトリグリセリドの分解が進む。

解説

1 ○
2 × 白色脂肪組織は，主として脂質（トリグリセリド）の貯蔵庫となるところである。ミトコンドリアは褐色脂肪組織に多く存在し，脂質を分解する。
3 × 炭素数18個の多価不飽和脂肪酸は，エイコサノイドの前駆体にはならない。エイコサノイドは，炭素数20個のものを指す。主なエイコサノイドには，ロイコトリエン，プロスタグランジン，トロンボキサンがある。
4 × コレステロールの側鎖が開裂したプレグネノロンから誘導される。
5 × 肝臓の細胞質ではなく，ミトコンドリアで生成される（p. 45参照）。

---

6 × 食後に血中の遊離脂肪酸は低下する。空腹時や飢餓時にホルモン感受性リパーゼが活性化され，脂肪組織からトリグリセリドが分解されてできたグリセロールと遊離脂肪酸が血中で増える。
7 × 肝臓で合成されたコレステロールは，食事由来のコレステロールによって影響を受けるため，摂食によるコレステロール量が増えると，フィードバック阻害によりコレステロール合成が抑制される。
8 × トリグリセリドの含有率が最も高いリポたんぱく質は，カイロミクロンである。LDL はコレステロール含有率が最も高い。
9 × 肝臓で合成され分泌されるのは，一次胆汁酸である。二次胆汁酸は，腸管で合成，分泌される。胆汁酸は，そのほとんどが腸管から再吸収され，門脈を経て肝臓へ戻り，再度胆汁酸として分泌されるという腸肝循環を行っている。
10 ○ 食後に分泌されるインスリンによってリポたんぱく質リパーゼ（LPL）が活性化され，カイロミクロンが分解され，結果としてトリグリセリドの分解が進む。

6 たんぱく質の栄養

A たんぱく質・アミノ酸の体内代謝

a たんぱく質・アミノ酸の栄養学的特徴

たんぱく質は，組織や細胞の主要な構成成分であり，酵素，生体防御，代謝制御，物質の運搬や貯蔵などの生命現象に携わっている。たんぱく質は20種のアミノ酸がペプチド結合で連結したポリペプチド鎖が立体構造を形成したもので，窒素(N)を含んでいる（**表6－1**）。

体内に摂取したたんぱく質は**遊離アミノ酸**として存在し，必要に応じてたんぱく質に合成されたり，ほかのアミノ酸に変換されたりして，生体で利用される。過剰なアミノ酸はエネルギー源になり，窒素を含むアミノ基は**尿素回路（オルニチン回路）**で尿素に変換され，排泄される。◀1，2

遊離アミノ酸
ペプチド結合でなく，遊離型で存在しているアミノ酸。血中にはアミン類も含めて約40種類のアミノ酸が遊離型で存在している。

尿素回路（オルニチン回路）
アミノ基転移反応，酸化的脱アミノ反応から生じたアンモニア（NH_3）は神経毒なので，肝臓の尿素回路により無毒の尿素に変換される。

◀1 35-73
◀2 34-72
◀3 37-73
36-72

b 食後・食間期のたんぱく質・アミノ酸代謝◀2，3

1 食後のたんぱく質代謝の特徴

食後，たんぱく質は次のように代謝され，必要に応じてたんぱく質に合成される。

- **血中アミノ酸濃度の上昇**　摂取したたんぱく質は消化管内に分泌された消化酵素や膜消化によってオリゴペプチドやアミノ酸に分解され，小腸から吸収される。その後，門脈を通過して肝臓に送られる（p. 35～36）。アミノ酸の一部は肝臓から血中に放出されるため，血中アミノ酸濃度が上昇する。
- **インスリンによる作用**　食後は糖質の摂取により血糖値が上昇するため，膵臓からのインスリン分泌が促進される。インスリンはアミノ酸を筋肉組織へ取り込み，たんぱく質の合成を促進する。

2 食間期のたんぱく質代謝の特徴

- **食後，数時間経過時の特徴**　食事によって上昇した血中アミノ酸濃度，血中インスリン濃度は元に戻る。
- **絶食状態の特徴**　血糖は低下し，肝臓での糖新生が促進される。この状態では**体たんぱく質**，アミノ酸の分解が促進され，エネルギー源として利用される。

体たんぱく質
体を構成するたんぱく質で，アミノ酸プール（p. 74）とのやりとりにより，通常は，合成と分解が見かけ上，釣り合っている。

c たんぱく質・アミノ酸代謝の臓器差◀1，3

1 体たんぱくの代謝

体内のたんぱく質は合成と分解を繰り返し，一定に保たれている（動的平衡）。新しいたんぱく質と古いたんぱく質の半分が入れ替わる速度を**たんぱく質代謝回転速度**と呼び，臓器によって異なる。体全体のたんぱく質の**半減期**（たんぱく質の半

表6-1　たんぱく質を構成するアミノ酸

分類	アミノ酸の種類	構造（R部分[*1]）
脂肪族アミノ酸	グリシン	H
	アラニン	CH_3
	ロイシン[*2]	CH_2 CH CH_3 CH_3
	イソロイシン[*2]	$H-C-CH_3$ CH_2 CH_3
	バリン[*2]	H_3C-CH CH_3
	セリン	CH_2OH
	トレオニン	$H-C-OH$ CH_3
塩基性アミノ酸	リシン	$(CH_2)_4$ NH_2
	アルギニン	$(CH_2)_3$ NH C=NH NH_2
	ヒスチジン	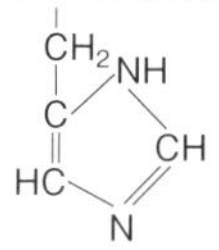 CH_2 NH C　CH HC　N （イミダゾール環）
イミノ酸	プロリン（全構造を表示）	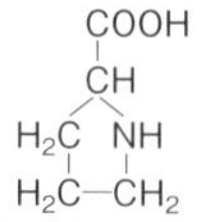 COOH CH H_2C NH H_2C-CH_2
	ヒドロキシプロリン（全構造を表示）	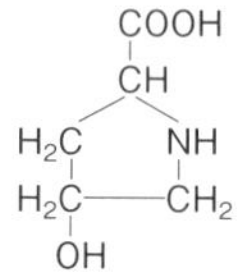 COOH CH H_2C NH H_2C-CH_2 OH
酸性アミノ酸と酸アミド	アスパラギン酸	CH_2 COOH
	アスパラギン	CH_2 C O　NH_2
	グルタミン酸	$(CH_2)_2$ COOH
	グルタミン	$(CH_2)_2$ C O　NH_2
含硫アミノ酸	メチオニン	$(CH_2)_2$ S CH_3
	システイン	CH_2 SH
	シスチン（全構造を表示）	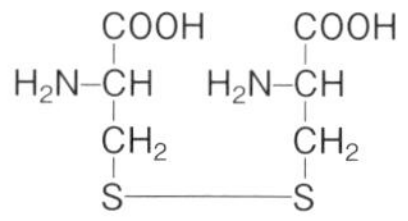 COOH　COOH H_2N-CH　H_2N-CH CH_2　CH_2 S――S
芳香族アミノ酸	フェニルアラニン	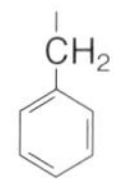 CH_2 （ベンゼン環）
	チロシン	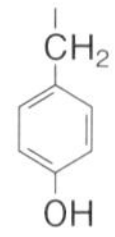 CH_2 （ベンゼン環） OH
	トリプトファン	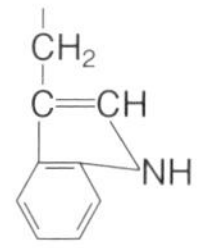 CH_2 C=CH NH （ベンゼン環）

注）[*1]アミノ酸の基本構造：$H_2N-C(COOH)(R)-H$　[*2]分枝アミノ酸。色文字は不可欠アミノ酸。

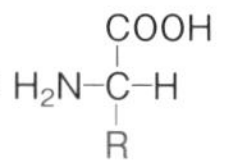

分が入れ替わる時間）を平均すると，約80日である。

- **代謝回転速度の速い臓器**　血液，肝臓，消化管を構成するたんぱく質の半減期は，約10日である。特に，消化液の分泌や粘膜の離脱が起こる消化管粘膜では，合成・分解が共に活発で，代謝回転は速い。
- **代謝回転速度の遅い臓器**　骨格筋や骨中のたんぱく質の半減期は長く，筋肉のたんぱく質の半減期は約180日である。

2　各臓器でのアミノ酸代謝

アミノ酸代謝にかかわる主要臓器は小腸，肝臓，腎臓，筋肉である（図6－1）。各臓器でのアミノ酸代謝にはかなり違いがある（臓器特異性）。

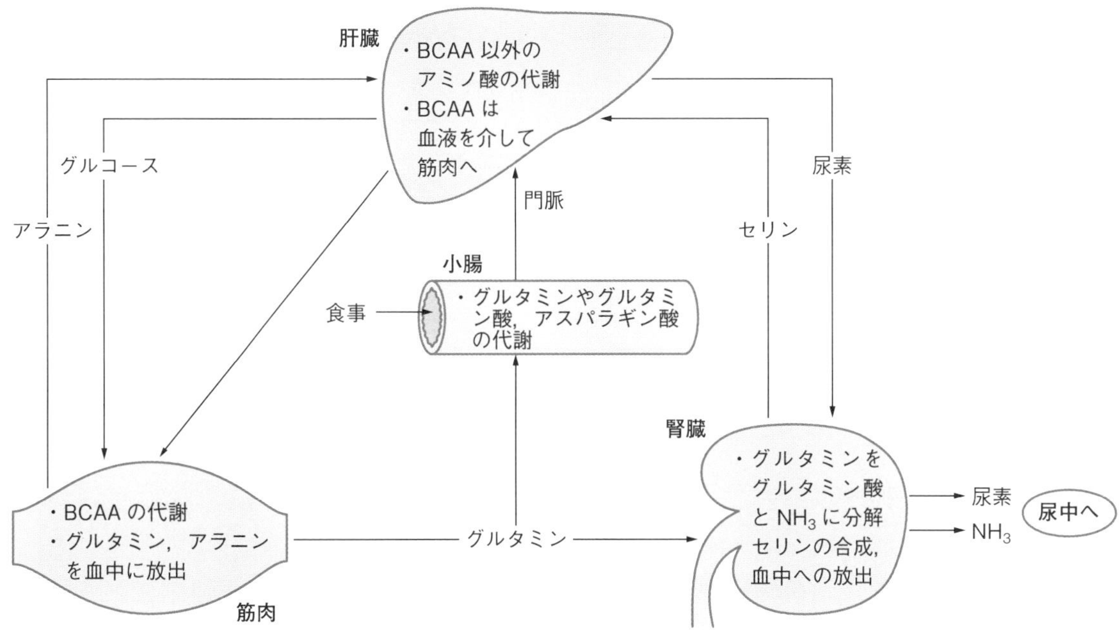

BCAA：分枝アミノ酸（ロイシン，イソロイシン，バリン）
NH_3：アンモニア

図6-1 臓器間でのアミノ酸の輸送

●**小腸での主なアミノ酸代謝**　小腸から吸収されたグルタミン，グルタミン酸，アスパラギン酸の多くが小腸粘膜組織で代謝され，エネルギー産生や，ほかのアミノ酸（**アラニン**など）の生成に利用される。**分枝アミノ酸**（BCAA；ロイシン，イソロイシン，バリン）は，ほとんど分解されず肝臓に運ばれる。

●**肝臓での主なアミノ酸代謝**　小腸から吸収されたアミノ酸は門脈を経て肝臓へ運ばれる。肝臓ではアミノ酸が代謝されるが，分枝アミノ酸はほとんど代謝されない。これは，分枝アミノ酸を代謝する最初の酵素（分枝アミノ酸アミノ基転移酵素）が，肝臓ではほとんど発現しないためである。したがって，分枝アミノ酸は肝臓を通過し，全身の組織に運ばれる。

また，アミノ酸の分解で生じるアンモニア（NH_3）は**尿素回路（オルニチン回路）**で尿素となり，腎臓で濾過され，尿中に排泄される。筋肉から血中へ放出されたアラニンは肝臓に取り込まれ，糖新生によりグルコースとなり，再び血中に放出される（**グルコース-アラニン回路**）。

●**腎臓での主なアミノ酸代謝**　腎臓では，尿細管に存在するグルタミナーゼの作用によりグルタミンからグルタミン酸とアンモニアを生成し，アンモニアを尿中に排泄する。

●**筋肉での主なアミノ酸代謝**　筋肉はアミノ酸を取り込み，筋たんぱく質を合成する一方，アミノ酸（グルタミン，アラニンなど）を血中に放出する。筋肉は分枝アミノ酸を代謝する主要な臓器である。肝臓では代謝されない分枝アミ

アラニン
可欠アミノ酸の一つ。疎水性の側鎖と脂肪族の性質をもつ。飢餓状態のとき，筋たんぱく質の異化により，主としてアラニンが生成され，肝臓でピルビン酸を経てグルコースに合成される。

分枝アミノ酸（BCAA）
分岐鎖アミノ酸ともいう。これらは不可欠アミノ酸でもあり，炭素と水素からなる枝分かれした側鎖をもつ。骨格筋たんぱく質の分解を抑制し，たんぱく質合成を促進する（p. 74参照）。

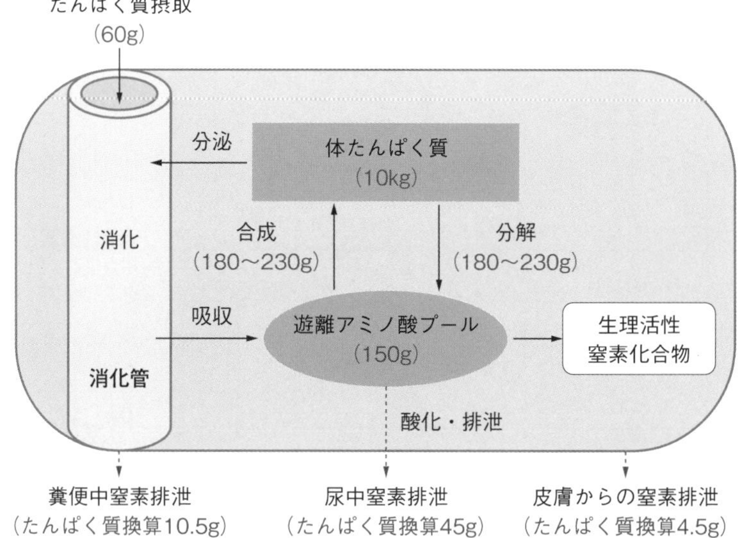

図6-2 1日のたんぱく質代謝の概要（体重60kg の成人の場合）

ノ酸であるが，筋肉ではそのアミノ基がアラニン合成に使われ，血中を介して肝臓に移行する。

●**アミノ酸プール**　食事により取り込まれたたんぱく質はアミノ酸となって吸収され，その一部は遊離アミノ酸として存在している。遊離アミノ酸は体内で一定量が蓄えられており，この蓄えを**アミノ酸プール**という（**図6-2**）。アミノ酸プールの遊離アミノ酸は，食事やたんぱく質の合成・分解によって，利用・供給が繰り返されており，常にその総量は一定である。骨格筋は体内の総アミノ酸プールの50％以上を占め，3～4g/kg の遊離アミノ酸を含んでいる。

◀34-72

d BCAA

BCAA（**分枝アミノ酸**）は，分子内に分岐構造をもつアミノ酸で，不可欠アミノ酸であるロイシン，イソロイシン，バリンの総称である。たんぱく質中に含まれる量が多い。主に筋肉で代謝され，ほかのアミノ酸と異なり肝臓では直接代謝されない（**図6-1**）。また，絶食状態では脳のエネルギー源となる。とくにロイシンは，体たんぱく質の合成促進，分解抑制作用を有しているとされる。

●**血中アミノ酸組成**　血中のアミノ酸組成は，ほぼ一定になるよう調整されている。代謝に異常をきたすと，アミノ酸組成が変化する。血中のBCAA（**分枝アミノ酸**）とAAA（**芳香族アミノ酸**）の**モル比**（BCAA/AAA）をフィッシャー比とよび，肝機能障害時（肝硬変など）では，この値が低下する。

●**分枝アミノ酸の酸化分解**　分枝アミノ酸は筋肉で酸化分解され，エネルギーを発生する。運動中のエネルギー代謝のうち約10％がたんぱく質によるものとされており，そのうち分枝アミノ酸の割合は高いと考えられている。

e アルブミン，RTP（rapid turnover protein）◀1

◀1 33-73

1 アルブミン

アルブミンは肝臓で合成され，血中へ放出されるたんぱく質である。血漿たんぱく質の50～70％を占める。血中での半減期は18～23日である。

●血清アルブミンの主な機能

- 血液の**浸透圧**の維持
- 末梢組織へのアミノ酸の供給
- 血液の **pH 緩衝作用**
- 脂肪酸やビリルビンなどの疎水性血中成分の運搬

●血清アルブミン濃度　血清アルブミン濃度は3.8～5.3g/dL で，内臓たんぱく質の質量をよく反映するため，栄養評価の指標とされるが，代謝回転速度が遅いので鋭敏さに欠ける。2.1g/dL 以下の場合，重度のたんぱく質の欠乏状態といえる。肝硬変などの慢性肝疾患により肝臓でのアルブミン合成能が低下すると，血清中のアルブミン濃度も低下する。

アルブミン
分子量約65,000の血液中の主要なたんぱく質で，20日前後のたんぱく質の栄養状態を表す。低栄養状態で血中アルブミンが減少すると血液の浸透圧が低下し，水分が組織間に貯留し，浮腫を起こす（p. 111参照）。

浸透圧
物質の濃度が生体膜を挟んで内側で濃く外側で薄いとき，水が物質の濃度の薄いほうから濃いほうに移動するために生じる圧力差。

pH 緩衝作用
一部中和された弱酸や弱塩基が水溶液中にあるとき，強酸や強塩基を少量加えても pH はわずかしか変化しない。このように溶液中の遊離水素イオン濃度の変化に対して抵抗性があることをいう。

2 RTP（rapid turnover protein）◀2

◀2 37-73
34-72

血中に存在する代謝回転の速い（半減期の短い）たんぱく質を，RTP（**急速代謝回転たんぱく質**）という。血清 RTP 濃度は，アルブミンよりも鋭敏に栄養状態を反映するため，たんぱく質の摂取が不足すると RTP は低下する。急性期のようなような短期的な栄養評価の指標として利用される。RTP には次のようなものがある。

- レチノール結合たんぱく（RBP）：肝臓で合成され，血中のビタミン A 輸送を担う。血中半減期は12時間である。
- トランスサイレチン（TTR）：肝臓で合成され，甲状腺ホルモン（T_4）や RBP とともに血中のビタミン A 輸送を担う。血中半減期は２～３日である。
- トランスフェリン（Tf）：主に肝臓で合成される糖たんぱくで，血中の鉄輸送を担う。血中半減期は７～10日で，RBP，TTR よりも俊敏さに欠ける。

B 摂取するたんぱく質の量と質の評価

a 不可欠アミノ酸

ヒトのたんぱく質合成に必要なアミノ酸は20種類であり，そのうち，体内で合成することができないアミノ酸を不可欠アミノ酸という。成人では次の９種類で，これらは食品から摂取する必要がある。なお，必要量はアミノ酸の種類によって異なり，成長期においてはアルギニンも必須といわれている。

- 不可欠アミノ酸：メチオニン，トレオニン，ロイシン，バリン，ヒスチジン，トリプトファン，フェニルアラニン，リシン，イソロイシン

◀1 36-73
◀2 35-73
34-73
33-74

b アミノ酸価[1, 2]

栄養価の高いたんぱく質の条件としては，不可欠アミノ酸組成がヒトの必要とするアミノ酸バランスに近いこと，消化吸収率が高いことがあげられる。

たんぱく質の栄養価評価法には，**生物学的評価法**と**化学的評価法**がある。

1 生物学的評価法

たんぱく質の生物学的評価法の一つとして，生物価（p. 78参照）がある。

2 化学的評価法（アミノ酸価）（図6-3）

たんぱく質の化学的評価法の一つとして，アミノ酸価（アミノ酸スコア）がある。これは，食品に含まれるたんぱく質の不可欠アミノ酸含量を，一定の基準値（**アミノ酸評点パターン**）と比較し，最も少ないアミノ酸（第一制限アミノ酸）の比率を評価値とする方法である。アミノ酸価の数値が高いほど栄養価が優れていて，最大値は100となる。生物価よりも簡便な評価法である。

アミノ酸評点パターン
1973年にFAO（国連食糧農業機関）/WHO（世界保健機関）が設定し，その後1985年，2007年には，FAO/WHO/UNU（国連大学）が設定した。これらを基準としてたんぱく質の栄養価を評価する。p. 77参考表参照。

アミノ酸価＝第一制限アミノ酸の含量/アミノ酸評点パターンの基準値×100

食品たんぱく質の栄養価は，不可欠アミノ酸の量と割合に依存し，たんぱく質を多く含む食品であっても，不可欠アミノ酸含量のバランスの悪い食品，または不可欠アミノ酸が少ない食品はたんぱく質としての栄養価が下がる。

●**制限アミノ酸**　食品たんぱく質に含まれるアミノ酸のうち，含量がアミノ酸評点パターンより低い値のものを制限アミノ酸という。制限アミノ酸を含むたんぱく質は，不足したアミノ酸の制限のために栄養価が低くなる。

“食品たんぱく質中の不可欠アミノ酸の含量/アミノ酸評点パターンの基準値”の比率が最も小さいものを第一制限アミノ酸といい，比率が小さい順に，第二，第三制限アミノ酸となる。

制限アミノ酸が含まれないたんぱく質のアミノ酸価は100となる。動物性たんぱく質には制限アミノ酸を含まないものが多いため，アミノ酸価は100のものが多い。一方，植物性たんぱく質では制限アミノ酸を含むものが多いため，アミノ酸価が100のものは少ない。

c たんぱく質効率

摂取たんぱく質の生物学的評価法のひとつである，たんぱく質効率（PER；protein efficiency ratio）は，次の式より求められる。

たんぱく質効率＝体重増加量(g)/摂取たんぱく質量(g)

摂取したたんぱく質（g）に対する体重増加（g）の比率を示す。NPUと比べ，簡易であるが，正確性は劣る。

◀3 33-73

d 窒素出納，生物価[2, 3]

1 窒素出納

たんぱく質固有の窒素の摂取量（食事たんぱく質の窒素量）と排泄窒素量（糞

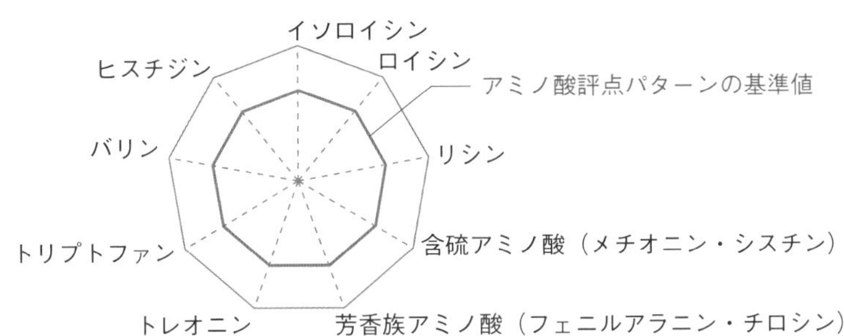

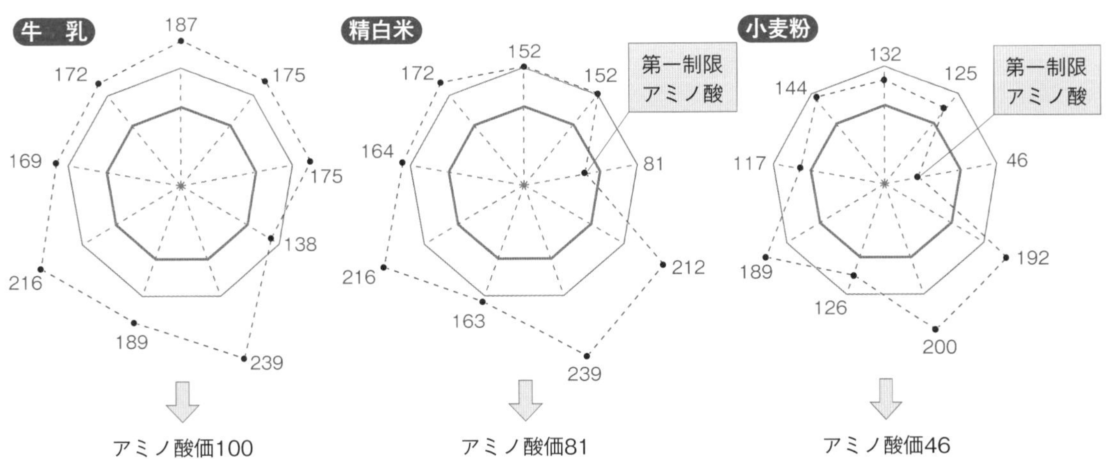

図6-3 アミノ酸価と制限アミノ酸

注）日本食品標準成分表2020年版（八訂）を基に，アミノ酸評点パターン（2007年1～2歳）から算出した。

参考表 アミノ酸評点パターン

たんぱく質1g当たりの不可欠アミノ酸（2007年 FAO/WHO/UNU）					
（単位：mg/g たんぱく質）	1～2歳	3～10歳	11～14歳	15～17歳	18歳以上
イソロイシン	31	31	30	30	30
ロイシン	63	61	60	60	59
リシン	52	48	48	47	45
含流アミノ酸	26	24	23	23	22
芳香族アミノ酸	46	41	41	40	38
スレオニン	27	25	25	24	23
トリプトファン	7.4	6.6	6.5	6.3	6.0
バリン	42	40	40	40	39
ヒスチジン	18	16	16	16	15

※含硫アミノ酸は，メチオニン＋シスチン
※芳香族アミノ酸は，フェニルアラニン＋チロシン
資料）World Health Organization, Food and Agriculture Organization of the United Nations, United Nations University.

便，尿，皮膚等から損失する窒素量）の量的関係（バランス）を窒素出納という。無たんぱく質食摂取時に糞便・尿に含まれる量を不可避窒素損失（量）という。健康な成人は，摂取窒素量と排泄窒素量が等しい**窒素平衡**状態を示すが，成長期，妊娠期，スポーツ時の筋肉増強期などには正の窒素出納，たんぱく質が不足した消耗性疾患時には負の窒素出納を示す。窒素出納は，食品のたんぱく質の栄養評価にも

窒素平衡
健常な成人がたんぱく質を十分摂取している場合，体たんぱく質量は変化せず，摂取窒素量－排泄窒素量=0で平衡状態を保つ。成長期には体たんぱく質の合成量が分解量を上回るので，摂取窒素量が排泄窒素量を上回り，正の窒素出納を示す。

用いられ，生物価，正味たんぱく質利用率として求められる。

◀1 37-70 36-73 35-73 34-73 ◀2 33-74

2 生物価◀1，2

吸収されたたんぱく質窒素の中で体内に保留された割合を示したものを生物価（BV；biological value）という。無たんぱく質食摂取時にも糞便中や尿中に窒素（N）が排泄されるので，内因性の排泄 N 量の測定が必要である。

次の式より求められる。

生物価（BV）＝体内保留 N 量/吸収 N 量×100

体内保留 N 量＝吸収 N 量－（試験食摂取時の尿中 N 量－無たんぱく質食摂取時の尿中 N 量）

吸収 N 量＝摂取 N 量－（試験食摂取時の糞便中 N 量－無たんぱく質食摂取時の糞便中 N 量）

●**正味たんぱく質利用率**（NPU；net protein utilization）　摂取したたんぱく質窒素の中で体内に保留された割合を示したものである。生物価に消化吸収率を加味している。次の式より求められる。

正味たんぱく質利用率＝体内保留 N 量/摂取 N 量×100

（＝生物価×消化吸収率）

e アミノ酸の補足効果◀2

食品たんぱく質に制限アミノ酸が含まれている場合，その制限アミノ酸を食品に添加することで，食品たんぱく質の栄養価を上げることができる。このような効果をアミノ酸の補足効果という。

例えば，リシンが不足している穀物とリシンを多く含む豆類を一緒に摂取するなど，いくつかの食品を組み合わせることで不足するアミノ酸を補い，アミノ酸価を高めることができる。

しかし，アミノ酸価を高めることを目的とし制限アミノ酸を過剰に補足すると，逆に有害な作用が生じることもあるため，注意が必要である（アミノ酸インバランス）。

C 他の栄養素との関係

◀3 36-81

a エネルギー代謝とたんぱく質◀3

食品に含まれるたんぱく質は，体たんぱく質の合成に利用されるとともに，エネルギー源としても利用される。エネルギーの不足状態では，摂取したたんぱく質もエネルギー源として分解されるため，体たんぱく質合成に優先的に利用されない。そのため，たんぱく質効率は低下する。

エネルギー不足状態で，糖質，脂質を十分に摂取すると，たんぱく質よりも優先的にエネルギー源として消費される。たんぱく質を有意義に利用するには，糖質，脂質を十分に摂取することが必要といえる。それによりエネルギー源として消費されていたたんぱく質は，体たんぱく質の合成に利用され，たんぱく質効率が上昇する。

また，エネルギー充足状態において，さらに過剰のエネルギー源を加えると，たんぱく質の必要量が下がるとされている。つまり，エネルギー源の摂取量の増加は窒素の排泄量を低下させることから，窒素平衡を維持するために窒素の必要量が減る。このような現象を，たんぱく質節約作用という。

b 糖新生とたんぱく質代謝[1]

◀1 36-72 33-73

糖質はアミノ基転移反応（下記 Column 参照）により，一部のアミノ酸との相互変換が可能である。アミノ酸は糖質によるエネルギー補充が不十分である場合，必要に応じてグルコースに変わり，主として脳や赤血球にエネルギーを供給する。

例えば，生体が飢餓状態に陥った場合，体たんぱく質が分解され，クエン酸回路（TCA サイクル）の中間体に変換されたアミノ酸は，オキサロ酢酸からの逆行経路，またはα-ケトグルタル酸からの通常経路を経て，リンゴ酸を介し，ミトコンドリア外に移動，オキサロ酢酸に再変換されたのちに，解糖系の逆反応を利用しながらグルコースを生成する（糖新生）。糖新生の主たる臓器は肝臓であるが，一部腎臓でも行われる。

●**アミノ酸の炭素骨格の代謝**　アミノ基を離したアミノ酸の炭素骨格は，糖質または脂質の代謝経路に入り，代謝される。糖新生によりグルコースとなるものは**糖原性アミノ酸**とよばれ，アラニンやアスパラギン酸，バリンなどが含まれる。またケトン体や脂肪酸となるものは**ケト原性アミノ酸**とよばれる。ロイシンとリシンは，純粋なケト原性アミノ酸であり，エネルギー源になるが，糖新生の材料として利用できない。

Column　アミノ基転移反応

アミノ酸の異化では，まずアミノ基の転移が行われる。多くのアミノ酸のアミノ基は，アミノ基転移反応によりα-ケトグルタル酸に転移され，グルタミン酸が生成される。主要なアミノ基転移酵素には，AST（アスパラギン酸アミノトランスフェラーゼ，GOT）と ALT（アラニンアミノトランスフェラーゼ，GPT）がある（p. 88参照）。

Column　ビタミンとアミノ酸代謝[2]

アミノ酸代謝にはビタミン B 群が関与しており，その中でもアミノ基転移反応に必須なビタミン B_6 が重要である（p. 94参照）。このため，たんぱく質の摂取量が増加すると，ビタミン B_6 の必要量も増加する。

また，ビタミン B_1・B_2，ナイアシンは，脱炭酸反応や酸化還元反応の補酵素として働く。

ビタミン B_{12} と葉酸は，ホモシステインから，メチオニンの生成を触媒する。

◀2 35-77, 33-79

Check 6 たんぱく質の栄養

問題 次の記述について，○か×かを答えよ。

たんぱく質の栄養

1 小腸吸収されたアミノ酸は，リンパ管を経て肝臓に送られる。
2 アミノ酸価の数値が高いたんぱく質ほど，栄養価は高い。
3 トリプトファンは，可欠アミノ酸である。
4 エネルギー不足状態で糖質と脂質の摂取を制限すると，たんぱく質の効率が高くなる。
5 第一制限アミノ酸を含むたんぱく質は，栄養価が高い。

たんぱく質とアミノ酸の代謝

6 分枝アミノ酸は，肝臓で代謝される。
7 アミノ酸プールの遊離アミノ酸の量は，たんぱく質の合成や分解によって変動する。
8 リシンは，糖原性アミノ酸である。
9 ロイシンは，たんぱく質合成を促進する。
10 インスリンは，たんぱく質の分解を促進する。

たんぱく質摂取

11 無たんぱく質食を摂取した場合にも，糞便中に窒素が排泄される。
12 成長期には，たんぱく質固有の摂取窒素量より排泄窒素量が多くなる。
13 植物性たんぱく質には，アミノ酸価が100のものがない。
14 過剰にたんぱく質を摂取すると，血中アミノ酸濃度は低下する。
15 骨格筋たんぱく質の平均半減期は，消化管たんぱく質の平均半減期より短い。

解説

1 × アミノ酸は水溶性であるから，門脈を経て肝臓に流入する。
2 ○
3 × 9種類ある不可欠アミノ酸の一つである。
4 × エネルギーの不足状態で糖質や脂質の摂取を制限すると，たんぱく質がエネルギー源となり体たんぱく質の合成に利用されないため，たんぱく質の効率が低くなる。
5 × たんぱく質の含有アミノ酸のうち，含量がアミノ酸評点パターンより低い値のものが制限アミノ酸である。これを含むたんぱく質は栄養価が高いとは言えない。

---

6 × 分枝アミノ酸はほかのアミノ酸と違って肝臓では直接代謝されず，主に筋肉で代謝される。
7 × アミノ酸プールの遊離アミノ酸の量は，たんぱく質の合成・分解が繰り返し行われても一定である。
8 × 糖原性アミノ酸は糖新生の基質として用いられる。リシンはケト原性アミノ酸であるため，グルコースに変換されない。
9 ○
10 × インスリンは，アミノ酸を筋肉組織に取り込み，たんぱく質の合成を促進する。

---

11 ○
12 × 成長期には正の窒素出納を示す。窒素出納が負になるのは，たんぱく質が不足した消耗性疾患時である。
13 × アミノ酸価が100のものが多いのは，制限アミノ酸を含まない動物性たんぱく質であるが，植物性たんぱく質の中でも，大豆たんぱく質はアミノ酸価が100である。
14 × 摂取したたんぱく質はオリゴペプチドとアミノ酸に分解される。分解されたアミノ酸は小腸から吸収されたのち肝臓に入り，一部は血中に放出されるため，血中アミノ酸濃度は上昇する。
15 × 骨格筋や骨中のたんぱく質の半減期は長く，消化管たんぱく質の約10日に対し，筋肉のたんぱく質は約180日である。

7 ビタミンの栄養

A ビタミンの分類

ビタミンは，生体の代謝・生理機能を維持するための栄養素である。ビタミンの必要量は微量であるが，体内で合成されないか，合成されても必要量に満たないため，食事からの摂取が欠せない。

ビタミンは，**脂溶性ビタミン**，**水溶性ビタミン**に大別され，それぞれ特有の生理作用をもつ（**表7－1**）。

表7-1 ビタミンの生理作用，欠乏症・過剰症

	ビタミン名（主な化合物名）	主な生理作用	主な欠乏症・過剰症	主な食品
脂溶性ビタミン	ビタミンA（レチノール）	上皮組織の維持 視覚や粘膜の機能に関与	●欠乏症：夜盲症，成長障害，角膜乾燥症 ●過剰症：頭痛，皮膚の落屑，筋肉痛 ＊β-カロテンに過剰症は起こりにくい。	肝臓，緑黄色野菜，うなぎ，卵黄，乳製品
	ビタミンD（カルシフェロール）	カルシウムとリンの吸収促進，骨の形成	●欠乏症：くる病，骨軟化症，骨粗鬆症 ●過剰症：高カルシウム血症，腎障害	肝臓，魚類，きのこ
	ビタミンE（トコフェロール，トコトリエノール）	抗酸化作用	●欠乏症：未熟児の溶血性貧血，乳児の皮膚硬化症	植物油，緑黄色野菜，胚芽，種実類
	ビタミンK（フィロキノン，メナキノン）	血液凝固因子の活性化 骨形成の促進	●欠乏症：血液凝固不良，新生児メレナ，特発性乳児ビタミンK欠乏症（頭蓋内出血）	緑黄色野菜，海藻類，豆類（納豆）
水溶性ビタミン	ビタミンB_1（チアミン）	糖質代謝の補酵素 中枢･末梢神経の機能維持	●欠乏症：脚気，神経系障害（ウェルニッケ脳症，コルサコフ症）	豚肉，豆類，胚芽
	ビタミンB_2（リボフラビン）	脂質代謝の補酵素 皮膚，髪，爪の健康維持	●欠乏症：発育不良，口角炎，舌炎，皮膚炎	肝臓，卵，チーズ，魚類
	ナイアシン（ニコチン酸，ニコチンアミド）	糖質・脂質代謝に関与	●欠乏症：ペラグラ，舌炎，皮膚炎 ●過剰症：消化管障害，肝臓障害	肝臓，魚類，鶏肉，豆類
	ビタミンB_6（ピリドキシン）	たんぱく質，アミノ酸代謝の補酵素	●欠乏症：湿疹，口角炎，貧血 ●過剰症：感覚神経障害	肝臓，鶏肉，魚類，豆類
	ビタミンB_{12}（コバラミン）	赤血球産生に関与	●欠乏症：巨赤芽球性貧血（葉酸と関連）	肝臓，魚類，貝類
	葉酸	たんぱく質，核酸（DNA，RNA）合成に関与 造血作用	●欠乏症：巨赤芽球性貧血（B_{12}と関連） ＊妊娠・授乳期の葉酸摂取不足→胎児の神経管閉鎖障害，乳児の発育不良	肝臓，魚類，豆類，緑黄色野菜
	パントテン酸	脂肪酸の代謝 副腎皮質ホルモン合成	●欠乏症：ヒトでの欠乏症はまれである。	肝臓，納豆，うなぎ，たらこ
	ビオチン（ビタミンH）	糖質，脂質，たんぱく質，エネルギー代謝に関与	●欠乏症：ヒトでの欠乏症はまれである。	肝臓，卵黄，いわし，大豆
	ビタミンC（アスコルビン酸）	過酸化物生成の抑制 コラーゲン生成に関与 鉄の吸収促進	●欠乏症：壊血病，皮下出血	果実類，いも類，緑黄色野菜

a 脂溶性ビタミン

水に溶けにくく油脂に溶けやすい疎水性のビタミンである。疎水性（脂溶性）栄養素はリンパ管を経由して静脈中に取り込まれる（p. 36，41参照）。ビタミンA・D・E・Kがある。過剰に摂取すると肝臓に貯蔵される。体内に蓄積されやすく，過剰症になりやすい。

◀ 37-77
36-76
35-76
34-76

1 ビタミンA（レチノール）◀

●ビタミンAの種類と構造　ビタミンAは陸上動物や海産魚類に含まれるA_1系のレチノール，レチナール，レチノイン酸，加えてそれぞれのデヒドロ型（A_2系）を含めた計6種の総称である。通常，ビタミンAといえば，レチノールをさす（図7-1，p. 37，図3-12 参照）。

	A_1系	A_2系
アルコール型	レチノール	3-デヒドロレチノール
アルデヒド型	レチナール	3-デヒドロレチナール
カルボン酸型	レチノイン酸	3-デヒドロレチノイン酸

●プロビタミンAの種類と構造　プロビタミンAはビタミンA（レチノール）の**前駆体**で，カロテノイドに含まれる。

前駆体
一連の代謝反応で着目した特定の物質より前の段階にある物質のこと。通常は着目した物質と構造上の密接な関係があり，大きな修飾変化を受けずに直接着目物質に変わり得るものをいう。

・カロテノイド：緑黄色野菜や果物に含まれる赤や黄の色素成分の総称。抗酸化作用をもつ。カロテノイドのうち，α-カロテン，β-カロテン，β-クリプトキサンチンなどは生体内でレチノールに転換できることからプロビタミンAと呼ばれる。小腸吸収細胞で分解され，レチノールが生じる。

・β-カロテンの特徴：食品中に含まれるβ-カロテンのビタミンAとしての生体利用率は，吸収率（1/6）×転換効率（1/2）から，1/12とされている。β-カロ

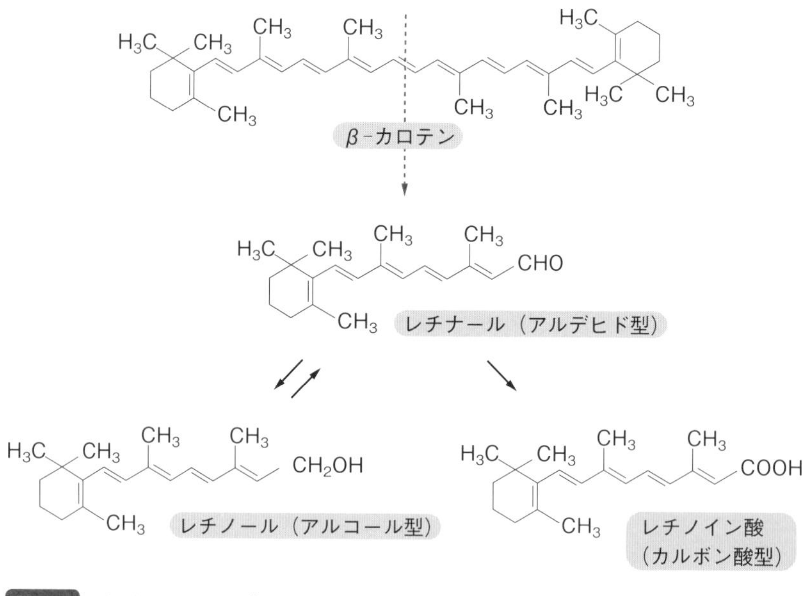

β-カロテン
レチナール（アルデヒド型）
レチノール（アルコール型）
レチノイン酸（カルボン酸型）

図7-1 β-カロテンとビタミンAの構造式

テンは過剰に摂取した場合，過剰分は体内に蓄積され，体の必要に応じてビタミンAに変換される。摂りすぎても過剰症を生じることはほとんどない。

●**生理作用**

・レチナール：たんぱく質であるオプシンと結合して，網膜の視色素である**ロドプシン**を構成している。

・レチノイン酸：細胞質に存在する受容体と結合して，DNAからmRNAへの**転写調節**に働く。皮膚，粘膜上皮細胞の正常な分化を維持する。

●**欠乏症**　レチノールの不足により，夜盲症（眼の明暗順応の減退）や角膜乾燥症が起こる。

●**過剰症**　β-カロテンには過剰症は起こりにくいが，ビタミンAの過剰摂取では頭痛，肝肥大，関節の痛みなどを引き起こす。

・急性毒性（10万IU以上/1回）：脳脊髄液圧の上昇など。

・慢性毒性：頭蓋内圧亢進，皮膚の落屑，脱毛，筋肉痛など。

・妊婦の過剰摂取：胎児に異常が出やすい。

ロドプシン
ビタミンA（レチナール）を含み，網膜の桿細胞の外節に存在する膜たんぱく質。色素たんぱく質でもあり，視紅ともいう。視覚受容体として，視覚サイクルに重要な役割を果たす。

転写調節
遺伝情報をDNAの塩基配列からRNAの塩基配列へ移すこと，すなわち，DNAを鋳型にしてRNAを合成することを転写という。たんぱく質合成にかかわる遺伝子発現の調節は，mRNAを合成できる転写調節が主流となっている。

2 ビタミンD（カルシフェロール）◀

◀ 36-76
35-76
34-76

●**種類**　ビタミンDには数種の同族体があり，なかでも植物性食品由来（きのこなど）のD_2，動物性食品由来（魚の肝臓，魚肉など）のD_3が代表的である。

・ビタミンD_2（エルゴカルシフェロール）：エルゴステロール（プロビタミンD_2）の紫外線照射によって得られる。

・ビタミンD_3（コレカルシフェロール）：7-デヒドロコレステロール（プロビタミンD_3）の紫外線照射によって得られる。

●**活性型ビタミンDの生成**　小腸で吸収されたビタミンD_2・D_3は**生理活性**に差がなく，次のような代謝経路を経て**活性型**となる（図7-2）。

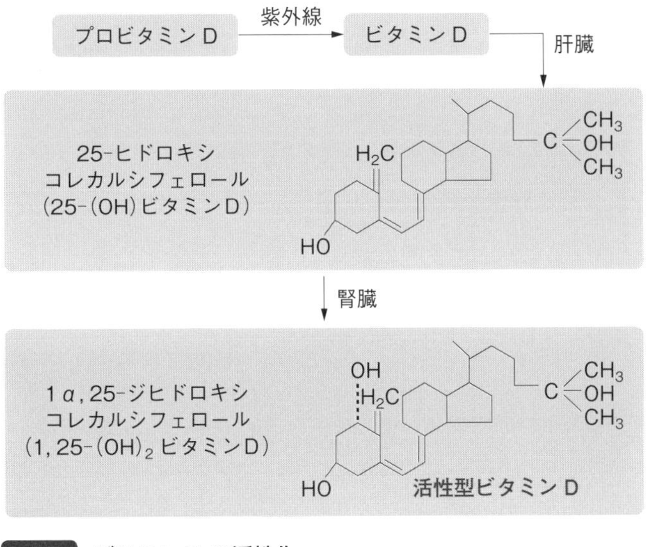

生理活性
生体内において何らかの化学反応を発現または触媒する作用。

活性型
生理作用が最も高い物質の形態。

図7-2 ビタミンDの活性化

・代謝経路：①肝臓の酵素により25位が水酸化され，25-ヒドロキシビタミンＤに代謝される。②腎臓の酵素により１位が水酸化され，1, 25-ジヒドロキシビタミンＤに変換され，活性型となる。

●活性型ビタミンＤの生理作用

・血中カルシウム濃度の維持，上昇に関与している。

・小腸ではカルシウム，リンの吸収を促進し，腎臓ではカルシウム，リンの再吸収を促進する。

・小腸粘膜細胞の遺伝子発現を誘導することにより，腸管からのカルシウムの吸収を促進する。

●欠乏症　ビタミンＤの欠乏により，血中カルシウム濃度の低下とともに，副甲状腺ホルモン（PTH）の分泌量の上昇が起こる。幼児期ではくる病，成人では骨軟化症，骨粗鬆症を引き起こす。

・くる病（小児），骨軟化症（成人）：コラーゲンなどの骨基質は正常であるが，ミネラルの骨への沈着（骨の石灰化）が進み，軟性になるため変形する。

・骨粗鬆症：骨基質とミネラルのいずれも減少して骨がもろくなり，骨折の頻度が高まる。

●過剰症　血中カルシウムとリンが増加し，高カルシウム血症や腎障害，乳児では成長障害を引き起こす。

◀1 36-68
◀2 36-76
35-76
34-76

3 ビタミンＥ（トコフェロール）◀1, 2

●種類　**同族体**としてα-，β-，γ-，δ-トコフェロール，α-，β-，γ-，δ-トコトリエノールの８種類がある（**図7-3**）。そのうちα-トコフェロールは生理活性が最も高く，生体内のビタミンＥの90%を占める。

●生理作用　酸化ストレスによる生体膜の酸化を抑制する働き（抗酸化作用）をもつ。また，不飽和脂肪酸の酸化防止や活性酸素を除く働きをもつ（p. 91，B-b 参照）。

●欠乏症と過剰症　欠乏症として，未熟児の**溶血性貧血**，**乳児皮膚硬化症**などがある。過剰症はほとんどない。

同族体
ある官能基Ｘをもつ化合物R-Xに対し，R-(CH_2)n-Xの構造をもつ誘導体のこと。

溶血性貧血
赤血球の早期破壊亢進により，末梢血の赤血球数が減少し，その結果引き起こされる貧血。主な原因は感染，特定の薬剤，自己免疫疾患，遺伝疾患等。

乳児皮膚硬化症
低出生体重児にみられる皮膚症状で，寒冷刺激により皮下脂肪が変性，硬化することで起こる。皮膚が紫色になり，触れると硬く冷たいのが特徴。低体温，下痢，脱水などの症状を伴うこともある。

◀3 37-77
33-80

4 ビタミンＫ◀2, 3

●種類　天然にみられる同族体には植物性食品由来のフィロキノンと，動物性食品に広く含まれ微生物がつくり出すメナキノンがある。一般にビタミンＫといった場合，フィロキノンを指す。小腸から吸収される。

	R_1	R_2	R_3
α-トコフェロール	CH_3	CH_3	CH_3
β-トコフェロール	CH_3	H	CH_3
γ-トコフェロール	H	CH_3	CH_3
δ-トコフェロール	H	H	CH_3

図7-3 ビタミンＥ（トコフェロール）の構造式

・ビタミンK_1（フィロキノン）：植物の葉緑体に含まれる。
・ビタミンK_2（メナキノン）：発酵食品に多く含まれる。ヒトの腸内細菌によっても合成される。
・ビタミンK_3（メナジオン）：化学的に合成される。生理効果が高いが，副作用がみられる。

●**生理作用**　肝臓でつくられる**プロトロンビン（血液凝固因子）**の合成に関与する。また骨代謝に関与する**オステオカルシン**(p. 95)のグルタミン酸残基を，γ-カルボキシルグルタミン酸(Gla)残基に変換し，カルシウムと結合しやすくなる。

●**欠乏症**　ビタミンKの不足によって血液凝固の遅延が起こる。また，母乳中にビタミンKが少ないことから新生児はビタミンKの欠乏に陥りやすく，**新生児メレナ**（消化管出血）や，**頭蓋内出血**を引き起こす。

●**そのほか**　抗凝血薬としてワルファリンの投与を受けている人では，ビタミンKを多く含む納豆などの食品の摂取を避けるよう指導される。また，長期間の抗生物質投与，慢性の胆道閉塞症，脂肪吸収不全などではビタミンK欠乏が起こりやすいので，注意を要する。

プロトロンビン（血液凝固因子）
ビタミンKの存在下で肝臓において合成され，血液凝固過程で重要な役割を果たす血液凝固たんぱく質。

新生児メレナ
ビタミンKが欠乏すると血液凝固因子のγ-カルボキシル化が障害され，出血傾向を示す。ビタミンKは胎盤通過性が悪く，新生児は腸内細菌叢が未発達であることから，出産直後からビタミンKの供給がないと消化管出血のリスクが上昇する。

頭蓋内出血
新生児メレナと同様，ビタミンK欠乏による出血が頭蓋内で起こる。

b 水溶性ビタミン

水溶性ビタミンには，主に酵素の補酵素としての働きをもつビタミンB群（ビタミンB_1・B_2・B_6・B_{12}，ナイアシン，パントテン酸，葉酸，ビオチン）とビタミンCがある。過剰に摂取しても容易に排泄される。

1 ビタミンB_1（チアミン）◀

◀ 37-76
37-77
36-68
36-77
35-77
33-79

●**構造**　ビタミンB_1はピリミジン核とチアゾール核がメチレン基（CH_2）を介して結合した化合物である。ビタミンB_1はリン酸エステルとして，チアミン一リン酸（TMP），**チアミン二リン酸（チアミンピロリン酸；TPP）**，チアミン三リン酸（TTP）がある（**図7-4**）。

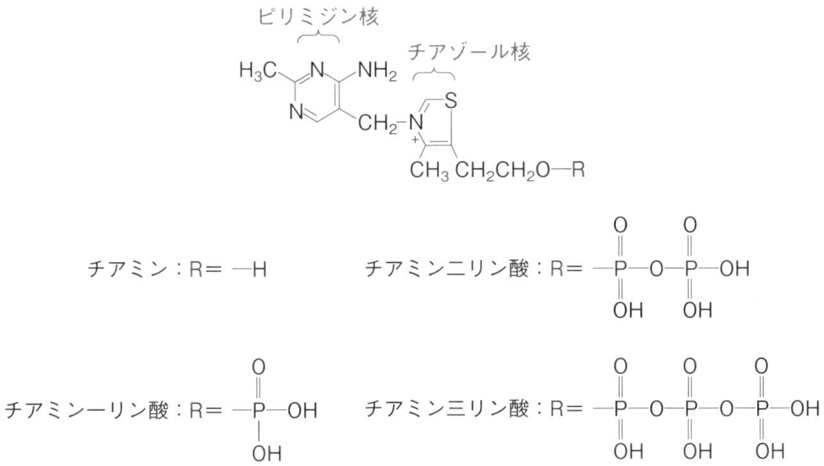

ピリミジン核
チアゾール核
H_3C, N, NH_2, N, S, CH_2–N^+, CH_3 CH_2CH_2O—R

チアミン：R= —H
チアミン一リン酸：R= $-\overset{O}{\overset{\|}{P}}-OH$ (OH)
チアミン二リン酸：R= —P(=O)(OH)—O—P(=O)(OH)—OH
チアミン三リン酸：R= —P(=O)(OH)—O—P(=O)(OH)—O—P(=O)(OH)—OH

図7-4　ビタミンB_1の構造式

●**生理作用**

・チアミン二リン酸（チアミンピロリン酸）：ピルビン酸デヒドロゲナーゼ（ピルビン酸→アセチル CoA），α-ケトグルタル酸デヒドロゲナーゼ（クエン酸回路），トランスケトラーゼ（**ペントースリン酸経路**）の補酵素になる。

・チアミン三リン酸：中枢神経・末梢神経の機能保持に関与する。

●**欠乏症**　チアミン欠乏から糖質代謝不良が起こり，細胞中に乳酸，ピルビン酸などの物質が蓄積し，**脚気**（多発性神経炎）や**ウェルニッケ脳症**（精神障害，運動失調）となり，慢性化すると**コルサコフ症**（精神症）に移行する。

●**そのほか**　ビタミン B_1は，摂取量が増えていくと，肝臓内の量が飽和し，同時に血中内の量が飽和する。この条件が整うと，はじめて尿中にビタミン B_1の排泄が認められ，それ以降は，摂取量の増加に伴い尿中への排泄量が増加する。

ペントースリン酸経路
細胞質に存在し，1分子のグルコース6-リン酸をこの回路で6回転させることにより，6分子の二酸化炭素と12分子の NADPH を産生する。嫌気的にグルコースを完全燃焼させる。核酸合成にも重要な代謝系である。

脚気
代表的なビタミン B_1 欠乏症。白米主食地域で多発した。末梢神経障害の症状が強い乾式脚気と，浮腫を伴い心不全の症状が強い湿式脚気，さらに両者の混合型がある。

ウェルニッケ脳症
アルコール中毒患者に多いビタミン B_1 欠乏症で，中枢神経系の障害を来す。意識障害，眼振，眼球運動障害，運動失調を主症状とする。

コルサコフ症
ウェルニッケ脳症が慢性化すると，見当識障害，作話症などの精神障害を来すコルサコフ症状を呈する。

2 ビタミン B_2（リボフラビン）◀

◀ 37-76　37-77　36-68　36-77

●**構造**　ビタミン B_2（リボフラビン）には，補酵素型としてフラビンモノヌクレオチド（FMN），フラビンアデニンジヌクレオチド（FAD）がある（**図7-5**）。

●**生理作用**

・FMN・FAD：フラビン酵素の補酵素として機能する。

・フラビン酵素：主に酸化還元反応を触媒する酵素で，糖質，脂質，アミノ酸の酸化的分解，ミトコンドリアの電子伝達系において中心的な役割を果たす。

●**欠乏症**　発育ビタミンともいわれ，欠乏により発育不良や，口角炎，舌炎，皮膚炎が起こる。

●**そのほか**　ビタミン B_2は，摂取量が増えていくと，肝臓内の量が飽和し，同時に血中内の量が飽和する。この条件が整うと，はじめて尿中にビタミン B_2の排泄が認められ，それ以降は，摂取量の増加に伴い尿中への排泄量が増加する。

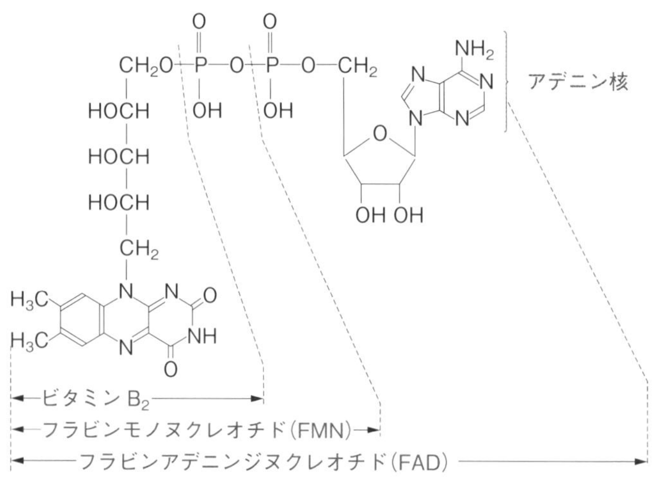

図7-5 ビタミン B_2，B_2 含有補酵素の構造式

3 ナイアシン（ニコチン酸，ニコチンアミド）◀1，2

◀1 37-76　34-77　33-73
◀2 35-77　33-79

●構造　ナイアシンは，ニコチン酸とニコチンアミドの総称である（図7－6）。体内では，ナイアシンは肝臓において不可欠アミノ酸であるトリプトファンから生成される。そのため，たんぱく質の摂取量が少ないと，ナイアシンの必要量は増加する。

ナイアシンには，補酵素型として，ニコチンアミドアデニンジヌクレオチド（NAD），ニコチンアミドアデニンジヌクレオチドリン酸（NADP）があり，その還元型はNADH，NADPHと表す。エネルギー代謝にかかわる酸化還元酵素の補酵素として機能しているため，エネルギー消費量増加に伴い，ナイアシンの必要量は増加する。

●生理作用

・NAD：NADを補酵素とする酵素には，乳酸デヒドロゲナーゼ，リンゴ酸デヒドロゲナーゼなどがあり，解糖，クエン酸回路など，種々の代謝経路で必要とされる。

・NADP：NADPを補酵素とする酵素にはアシルCoAデヒドロゲナーゼなどがあり，脂質合成系，例えばコレステロール合成や脂肪酸合成に必要である。

●欠乏症　**ペラグラ**（皮膚粘膜の炎症，下痢，精神障害），舌炎，皮膚炎などがある。

ペラグラ
ナイアシン欠乏を指す。イタリア語を語源とし，「荒れた皮膚」を意味する。スペインではバラ病と呼ばれた。皮膚炎，下痢などを発症し，悪化すると精神障害も併発する。トリプトファンを第一制限アミノ酸とするとうもろこしを主食とする地帯に多発した。

●過剰症　長期間の大量摂取により，消化管および肝臓障害のおそれがある。

4 ビタミンB_6（ピリドキシン）◀1，2，3

◀3 37-77　36-77

●構造　ビタミンB_6活性をもつ化合物としてピリドキシン（PN），ピリドキサール（PL），ピリドキサミン（PM）があり，生体内ではリン酸エステルとなったピリドキシンリン酸（PNP），ピリドキサールリン酸（PLP），ピリドキサミンリン酸（PMP）の形で存在している。

●生理作用

・PLP：ピリドキサール酵素（ビタミンB_6酵素）の補酵素として機能する。

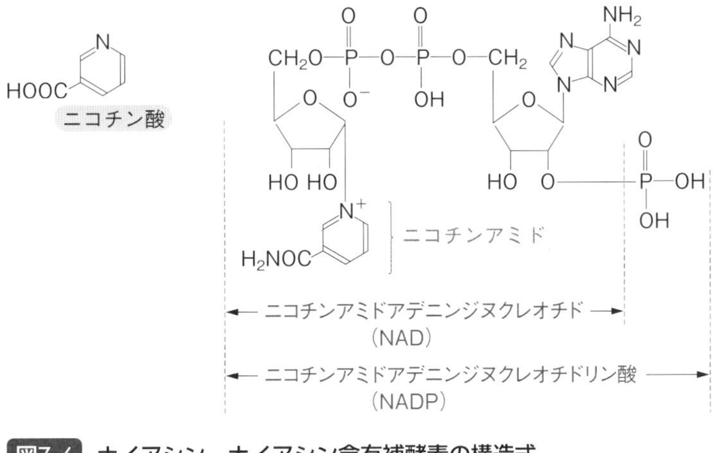

ニコチン酸
ニコチンアミド
ニコチンアミドアデニンジヌクレオチド（NAD）
ニコチンアミドアデニンジヌクレオチドリン酸（NADP）

図7-6　ナイアシン，ナイアシン含有補酵素の構造式

アスパラギン酸アミノトランスフェラーゼ(AST)
アスパラギン酸とα-ケトグルタル酸から，オキサロ酢酸とグルタミン酸を生成する反応を触媒する酵素。かつてはGOTと略された。

アラニンアミノトランスフェラーゼ（ALT）
アラニンとα-ケトグルタル酸からピルビン酸とグルタミン酸を生成する反応を触媒する酵素。かつてはGPTと略された。

◀1 34-77
33-79

・ピリドキサール酵素：アミノトランスフェラーゼ〔**アスパラギン酸アミノトランスフェラーゼ**（AST，GOT），**アラニンアミノトランスフェラーゼ**（ALT，GPT）〕など，アミノ酸の代謝に関与する（p. 79，Column 参照）。

●**欠乏症**　腸内細菌でも合成されるため，ヒトでの欠乏症は少ない。

●**過剰症**　大量に長期間摂取すると，感覚神経障害などのおそれがある。

5 ビタミンB_{12}（コバラミン）◀1

●**構造**　コバルトを含有する化合物（コバミド）である。同族体として，アデノシルコバラミン（AdoB_{12}），メチルコバラミン（MeB_{12}），ヒドロキシコバラミン（OHB_{12}），シアノコバラミン（CNB_{12}）がある。

●**生理作用**　メチル基転移反応などの補酵素として重要である。核酸，たんぱく質合成（特に神経細胞内において），さらには脂質・糖質代謝に関与する。また核酸（DNA・RNA）の合成にも不可欠な物質である。胃から分泌される糖たんぱく質の内因子（IF：intrinsic factor）と結合し，小腸より吸収される。さらには，造血にも関与している。

●**欠乏症**　ヘモグロビン合成に関与することから，欠乏により赤血球の合成が障害され，貧血となる。内因子の分泌不全によって引き起こされるビタミンB_{12}の吸収障害を原因とする**巨赤芽球性貧血**は，悪性貧血とよばれる（p. 39，図3-13 参照）。

巨赤芽球性貧血
ビタミンB_{12}や葉酸の欠乏によって，骨髄造血細胞に核酸合成障害が起こる。これにより，巨大で未熟な赤血球が骨髄で産生され，貧血を呈する。

◀2 36-77

6 葉酸◀1，2

●**構造**　葉酸は，プテリジン核とパラアミノ安息香酸，グルタミン酸（1～数個）が結合した化合物である。グルタミン酸が1個結合したものをプテロイルモノグルタミン酸，数個結合したものをプテロイルポリグルタミン酸と呼ぶ。生体内では葉酸は還元され，補酵素型のテトラヒドロ葉酸（THF）となる。

●**生理作用**

・テトラヒドロ葉酸：メチル基（$-CH_3$），メチレン基（$=CH_2$），ホルミル基（-CHO）などの炭素1個単位の転移反応を触媒する酵素の補酵素として，核酸合成，アミノ酸代謝に関与している。ビタミンB_{12}と同様に核酸（DNA・RNA）の合成に不可欠な物質である。

・造血機能を維持する。

●**欠乏症**　細胞増殖が盛んな骨髄では十分な葉酸が必要とされる。葉酸が不足すると，造血機能が障害され，巨赤芽球性貧血の原因となる。また，血中のまた，血中のホモシステイン濃度を増加させる。ホモシステインが蓄積されると，動脈硬化や心筋梗塞の引き金となる（p. 95，B-h 参照）。

神経管閉鎖障害
脳や脊髄などの中枢神経系の元（神経管）がつくられる妊娠4～5週ごろに起こる先天異常。神経管の下部に閉鎖障害が起こると二分脊椎といってその起きた部位では脊椎の骨が脊髄の神経組織を覆っていないため，神経組織が障害され，下肢の運動障害や膀胱・直腸機能障害が起こる。神経管の上部で閉鎖障害が起こると無脳症といって脳が形成不全となり，流産や死産の割合が高くなる。

●**妊娠可能女性への注意**　葉酸は，胎児の**神経管閉鎖障害**のリスク低減と関連のあることが示唆されている。このため，妊娠を計画している女性，または妊娠の可能性がある女性では400μg/日のプテロイルモノグルタミン酸の摂取が望まれるとしている。

7 パントテン酸◀1, 2

◀1 37-76
◀2 34-77

●**構造**　パントテン酸は，パントイン酸とβ-アラニンからなる化合物である（図7-7）。パントテン酸とシステアミン，アデノシンが結合し，CoA（コエンザイムA：補酵素A）をつくる。

●**生理作用**

・CoA（アシルCoA，アセチルCoAなど）：脂肪酸の代謝，糖質の代謝などの物質代謝に関与している。

・副腎皮質ホルモンの産生を促進する。

●**欠乏症**　さまざまな食品に広く含まれており，腸内細菌でも合成されるので，欠乏症は少ない。

8 ビオチン（ビタミンH）◀3

◀3 36-77

●**構造**　硫黄を含有する化合物,酵素たんぱく質と強く結合して存在している。

●**生理作用**

・カルボキシラーゼの補酵素であり，炭酸固定，炭酸転移などを触媒し，糖新生，脂質代謝，糖質代謝に関与する（p. 91参照）。

・生体内ではたんぱく質と結合。

・卵白に含まれるアビジンはビオチンを不活性化する。

●**欠乏症**　さまざまな食品に広く含まれ，腸内細菌でも合成されることから，欠乏症は起こりにくい。

9 ビタミンC（アスコルビン酸）◀1, 4

◀4 35-77
33-80

多くの動物ではビタミンCを生合成できるが，ヒト，サル，モルモットでは生合成できない。ビタミンCはほかの水溶性ビタミンと異なり，体内（肝臓，副腎）

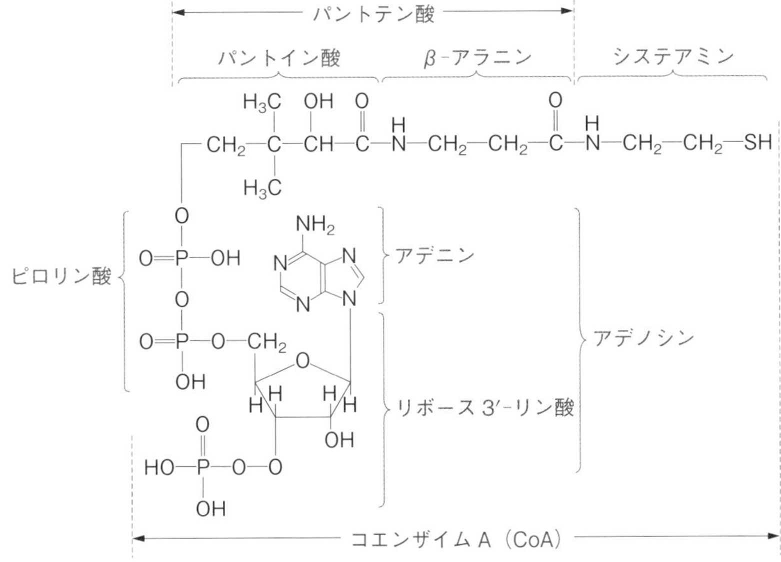

図7-7 パントテン酸，パントテン酸含有補酵素の構造式

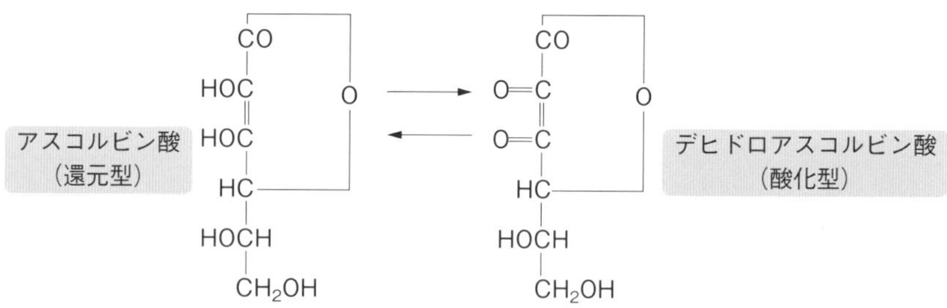

図7-8 ビタミンCの酸化還元

表7-2 ビタミンCの主な生理作用

抗酸化作用	活性酸素やフリーラジカルを消去する。LDLの酸化を防ぎ，動脈硬化の予防に寄与する。
コラーゲン生成の促進	水酸化反応に関与するため，プロリンやリシンを水酸化して，コラーゲンの生成反応を促進する。すなわち，細胞の増殖を促進する働きを有するため，傷口の治癒を促進させる。
薬物代謝に関与	肝ミクロソームでの薬物や毒物の代謝に関与する。シトクロムP-450を中心とする薬物代謝酵素の生成，活性化に必要とされる。解毒は，薬物の水酸化を行って弱毒化し，水溶性を増して排泄を容易にする。
鉄の吸収促進	三価鉄を二価鉄に還元して，腸からの吸収を容易にし，鉄の吸収を高める（抗貧血作用の機構）。
脂質代謝に関与	カルニチンの生成に関与しているため，脂質の代謝を容易にする。
アミノ酸の代謝に関与	ある種のアミノ酸（チロシン，プロリン，フェニルアラニン，トリプトファン）の水酸化を容易にし，これらのアミノ酸の代謝に関与している。
抗ストレス作用	副腎における副腎皮質ホルモンやカテコールアミンの生成と維持に関与している（抗ストレス作用の機構）。
発がん物質生成の抑制	発がん物質のニトロソアミンの生成を抑制する。

にある程度貯蔵されている。

●**構造**　ビタミンCには，**還元型**のアスコルビン酸と**酸化型**のデヒドロアスコルビン酸があり，生体内で**可逆的反応**が起こり，再利用される（**図7-8**）。

●**生理作用**　アスコルビン酸の酸化還元反応による抗酸化作用をもち，**過酸化脂質**の生成を抑制する。また，コラーゲンの生合成，コレステロールなどの脂質代謝，肝臓内などでの薬物・不要物質の代謝，鉄の吸収促進などに関与している（**表7-2**）。

●**欠乏症**　欠乏すると，コラーゲン合成障害に起因する**壊血病***を引き起こす。

●**ストレス・喫煙とビタミンC**　ストレスや喫煙は，ビタミンCを余分に消費する（副腎皮質ホルモンの合成など）ため，これらにより血中ビタミンC濃度の低下が認められる。

還元型
該当物質が水素と化合する変化および酸化された物質から酸素の一部または全部を戻した形，あるいはその物質が電子と結合できる状態。

酸化型
該当物質が水素を失った形，あるいはその物質が電子を奪われた状態。

可逆的反応
正反応も逆反応もどちらも起こり得る化学反応。

過酸化脂質
ヒドロペルオキシ基(-OOH)を有する脂質の総称。不飽和脂肪酸が酵素的あるいは非酵素的に酸化を受けて生成する。

B ビタミンの栄養学的特徴と機能

a 補酵素とビタミン◀

◀34-77

補酵素は，酵素たんぱく質部分（アポ酵素）と可逆的に結合し，酵素作用の発現に寄与する補欠分子族である。補酵素の構造にはビタミンB群を含むものが多く，

*解説は p. 91

これにリン酸やアデニンが結合して形成される。補酵素が結合した酵素の触媒反応としては，酸化還元反応や転移反応がある（**表7－3**）。

●**脂質・糖質代謝とビオチン・パントテン酸**　脂肪酸の合成や分解（β酸化）などの脂質代謝，解糖・クエン酸回路・電子伝達系などの糖質代謝では，さまざまなビタミンが補酵素としてかかわっている。これらの過程に関与する主なビタミンは次の通りである（**図7－9**）。

・パントテン酸：CoA（コエンザイム A：補酵素 A）の構成成分。脂肪酸の合成と分解（β酸化），脂肪酸不飽和化反応などの脂質代謝，クエン酸回路などの糖質代謝に関与（p. 89参照）。

・ビオチン：カルボキシラーゼの補酵素。脂肪酸の合成や糖新生に関与（p. 89参照）。

・ナイアシン：NAD，NADP の構成成分。脂肪酸の合成と分解（β酸化），解糖，クエン酸回路などの糖質代謝に関与（p. 87参照）。

・ビタミン B_2：FMN，FAD の構成成分。脂肪酸の合成と分解（β酸化）などの脂質代謝，クエン酸回路，電子伝達系などの糖質代謝に関与（p. 86参照）。

b 抗酸化作用とビタミン◀

ビタミン C・E，カロテノイドには，**活性酸素・フリーラジカル**による酸化ストレス防御の働きがあると考えられており，**抗酸化**ビタミンと呼ばれる。活性酸素はミトコンドリアでの電子伝達系，紫外線，喫煙，ストレスなどで生成される。

●**ビタミン C・E**　ビタミン C・E は活性酸素やフリーラジカルに電子を供与することで酸化型ビタミンとなり，これらを消去する。ビタミン C は酸化型のビタミン E を還元型に再生させ，抗酸化作用を発揮すると考えられている。

●**カロテノイド**　カロテノイドの一種であるβ-カロテンは，活性酸素やフリーラジカルを消去する抗酸化作用をもつ。

*用語出現は p. 90

壊血病*
ビタミン C（アスコルビン酸）欠乏を指す。欠乏症状が続くと血管の脆弱化，歯茎および皮下出血，骨形成不全，コラーゲン合成障害を伴う。

◀ 34-77
33-80

活性酸素
反応性が高くなった酸素分子とその関連物質で，スーパーオキシド（$\cdot O_2^-$），一重項酸素（$^1O_2$），過酸化水素（H_2O_2），ヒドロキシルラジカル（HO・）などがある。細胞中の遺伝物質や細胞膜中の脂質に損傷を与え，がんなどの疾病を進展させる。

フリーラジカル
不対電子をもち，不安定で反応性に富む原子団または分子種。熱，光による分解，放射線および電子線照射，金属還元，薬剤等により生じる。活性酸素であるスーパーオキシドやヒドロキシルラジカルなどが知られている。

Column　ビタミンの安定性

ビタミンは調理や保存中に水洗，加熱，光で壊れやすいものがある。ナイアシンやビオチンは比較的安定であるが，ビタミン B_6 は光や熱で分解しやすく，ビタミン B_2・C・葉酸は比較的分解しやすい。

ビタミン名	中性	酸性	アルカリ性	酸素(空気)	光	熱
ビタミン A	S	U	S	U	U	U
α，β，γ-カロテン	S	U	S	U	U	U
ビタミン D	S	U	U	U	U	S
ビタミン E	S	S	U	U	U	S
ビタミン K	S	U	U	S	U	S
ビタミン B_1	U	S	U	U	S	U
ビタミン B_2	U	U	U	S	U	U
ナイアシン	S	S	S	S	S	S
ビタミン B_6	S	S	S	S	U	U
ビタミン B_{12}	S	S	U	U	U	S
葉酸	U	U	S	U	U	U
パントテン酸	S	U	U	S	S	U
ビオチン	S	S	S	S	S	S
ビタミン C	U	S	U	U	U	U

注）S：安定，U：不安定（分解しやすい）
（国立健康・栄養研究所編：健康・栄養—知っておきたい基礎知識—（2003）第一出版より）

表7-3 補酵素としてのビタミンB群

	補酵素	主な酵素名（触媒反応・代謝経路）
ビタミンB_1（チアミン）	TPP（チアミン二リン酸）	ピルビン酸デヒドロゲナーゼ（ピルビン酸→アセチルCoA） α-ケトグルタル酸デヒドロゲナーゼ複合体（クエン酸回路） トランスケトラーゼ（ペントースリン酸回路） ＊糖質や分枝アミノ酸の代謝に関与
ビタミンB_2（リボフラビン）	FMN（フラビンモノヌクレオチド） FAD（フラビンアデニンジヌクレオチド）	ピルビン酸デヒドロゲナーゼ α-ケトグルタル酸デヒドロゲナーゼ複合体（クエン酸回路） コハク酸デヒドロゲナーゼ（クエン酸回路） NADHデヒドロゲナーゼ（電子伝達系） ＊エネルギー代謝や酸化還元反応系に関与
ナイアシン（ニコチン酸）	NAD（ニコチンアミドアデニンジヌクレオチド） NADP（ニコチンアミドアデニンジヌクレオチドリン酸）	グルセルアルデヒド-3-リン酸デヒドロゲナーゼ 乳酸デヒドロゲナーゼ グルコース-6-リン酸デヒドロゲナーゼ ＊エネルギー代謝や酸化還元反応系に関与
ビタミンB_6（ピリドキシン）	PLP（ピリドキサールリン酸）	アミノトランスフェラーゼ〔AST（GOT），ALT（GPT）〕 ＊アミノ基の代謝に関与
葉酸	THF（テトラヒドロ葉酸）	セリンヒドロキシメチルトランスフェラーゼ フェニルアラニン水酸化酵素
ビタミンB_{12}（コバラミン）	$AdoB_{12}$（アデノシルコバラミン） MeB_{12}（メチルコバラミン）	メチルマロニルCoAムターゼ メチオニンシンターゼ（ホモシステインのメチル基転移反応に関与）
ビオチン	ビオシチン	ピルビン酸カルボキシラーゼ（ピルビン酸→オキサロ酢酸） ＊糖新生，脂肪酸代謝，アミノ酸代謝に関与
パントテン酸	CoA（コエンザイムA：補酵素A）	アセチルCoAシンテターゼ アセチルCoAアシルトランスフェラーゼ ＊脂質，アミノ酸，糖質代謝に関与

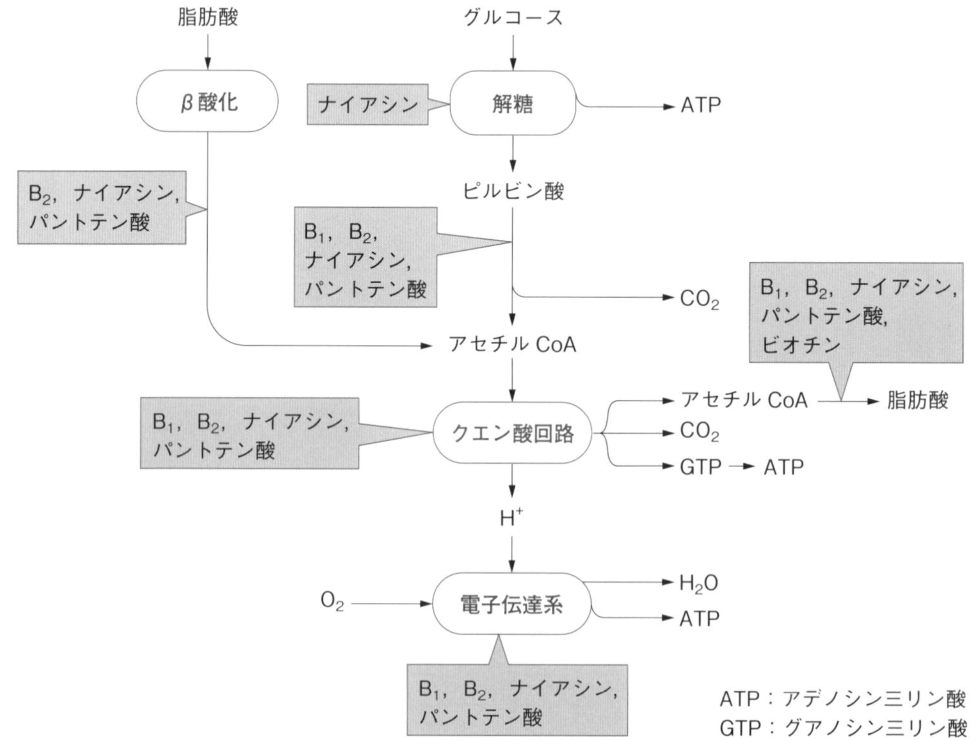

図7-9 脂質，糖質代謝とビタミン（まとめ）

c ホルモン様作用とビタミン

1 レチノール，レチノイン酸のホルモン様作用

肝臓に蓄積されているレチノールは，レチノール結合たんぱく質（RBP）と結合して血中に放出され，標的臓器に伝達される。標的臓器の細胞内に取り込まれたレチノールは，レチナール，レチノイン酸に変換された後，それぞれの受容体と結合し，DNA に作用する。これにより標的遺伝子の発現が起きる。

この機能はステロイドホルモンの作用に類似している。

2 活性型ビタミン D のホルモン様作用

ビタミン D は肝臓で25-ヒドロキシビタミン D になった後，腎臓で強い作用を有する1, 25-ジヒドロキシビタミン D（活性型ビタミン D）となる。この合成過程は，副甲状腺ホルモンにより調節される。

活性型ビタミン D は，受容体と結合したのちに DNA に作用し，遺伝子発現を惹起させる。ビタミン D の生理作用は血中カルシウム濃度を上昇させるが，この作用は小腸粘膜細胞の DNA に作用したビタミン D がカルシウム輸送たんぱく質の合成を促進させたことによる。ビタミン A と同様にステロイドホルモン様作用に類似している。

d 血液凝固とビタミン◀ ◀33-80

出血がおきると，その刺激によって血漿に含まれるフィブリンが凝固し，止血に至る。血液凝固に関する因子は14種あるが，そのうちプロトロンビンなどの４つの因子（第Ⅱ，Ⅶ，Ⅸ，Ⅹ）は生合成過程においてビタミン K を必要とする。そのため，ビタミン K が欠乏すると血液凝固の遅延が起こる。

e エネルギー代謝とビタミン

エネルギー代謝にはさまざまな酵素が関与していて，その多くは種々のビタミンを補酵素としている。エネルギー代謝は，主に糖質が基質となり，解糖，クエン酸回路，電子伝達系を通して ATP を産生する。以下に，各反応経路における主要な酵素とそのビタミン（補酵素）を示す。

- 解糖：グリセルアルデヒド-3-リン酸デヒドロゲナーゼの補酵素としてナイアシン（NAD）が必要である。
- クエン酸回路：α-ケトグルタル酸デヒドロゲナーゼ複合体の補酵素としてビタミン B_1（TPP），ビタミン B_2（FAD），ナイアシン（NAD），コハク酸デヒドロゲナーゼの補酵素としてビタミン B_2（FAD）が必要である。
- 電子伝達系：NADH デヒドロゲナーゼ（複合体Ⅰ）の補酵素としてビタミン B_2（FMN）が必要である。解糖やクエン酸回路で得られた H^+ はビタミン B_2（FAD），ナイアシン（NAD）に結合して，電子伝達系に運ばれる。

f 糖質・脂質・アミノ酸の代謝とビタミン

◀37-71 36-71 35-71 34-70

1 糖質代謝◀

食物として摂取した糖質は，上記のようなビタミンを利用して分解され，エネルギーを産生する。このほかに非糖質化合物からグルコースをつくり出す糖新生や，脂肪酸，コレステロール，核酸の成分の合成にかかわるペントースリン酸経路でビタミンは利用されている。

- 糖新生：糖新生の主要な迂回路となるピルビン酸カルボキシラーゼの補酵素としてビオチンが必要である。
- ペントースリン酸経路：トランスケトラーゼの補酵素としてビタミン B_1（TPP）が必要である。また，この経路ではナイアシン（NADP）も関与する。
- コレステロールの合成：生体内で行われるコレステロールの合成過程において，3-ヒドロキシ-3-メチルグリタリル CoA（HMG-CoA）からメバロン酸に変換する酵素の HMG-CoA 還元酵素において，NADPH が必要である。
- 脂肪酸およびトリアシルグリセロールの合成：アセチル CoA を材料とする脂肪酸合成過程では，幾つかの過程において NADPH が必要である。また TG の合成においても NADPH が必要である。

2 アミノ酸代謝

アミノ酸の代謝を触媒する酵素の多くは，ビタミン B_6 を補酵素として，アミノ基転移，脱炭酸などを行う。その他，ナイアシンも関与する。

- アミノ基転移反応：AST（GOT），ALT（GPT）などのアミノトランスフェラーゼの補酵素として，ビタミン B_6（PLP）が必要である。
- 脱炭酸反応：デカルボキシラーゼの反応にもビタミン B_6（PLP）が必要である。この反応により，アミノ酸から機能を有する生理活性アミンを合成する。
- 一酸化窒素（NO）の生成：血管平滑筋の弛緩や好中球やマクロファージの殺菌・殺細胞にかかわることが知られる NO は，アルギニンを材料として生合成される。このときナイアシン（NADPH）が用いられる。
- フェニルアラニンからチロシンへの変換時にも，ナイアシン（NADPH）が用いられる。

g 核酸代謝とビタミン

核酸を構成しているヌクレオチドの合成や分解には，いくつかの補酵素が関与している。

●**合成**　プリンヌクレオチドの生合成過程において，アミノ酸であるアスパラギン酸やグリシン，グルタミンを材料とし，葉酸の補酵素型である10-ホルミルテトラヒドロ葉酸からホルミル基の供給を受け，プリン塩基部分の形成が行われる。

一方，ピリミジンヌクレオチドの合成過程においては，ピリミジン塩基の基本構造であるオロト酸を生成過程において，ナイアシン（NAD）が関与する。葉酸は関与しない。

●**分解**　ピリミジンヌクレオチドの分解過程において，ナイアシン（NADH）が関与する。

h 一炭素単位代謝とビタミン◀

◀33-79

一炭素単位代謝とは，メチル基，メチレン基，ホルミル基など，１つの炭素を有する残基（一炭素単位）を介する代謝のことである。その一例として，**ホモシステイン**から必須アミノ酸であるメチオニンへの変換があげられる。ホモシステインにメチル基が付加されることによりメチオニンとなるが，この変換が障害されることで，血清にホモシステインが蓄積し，高ホモシステイン血症となり，動脈硬化や心筋梗塞などの危険因子となる。

ホモシステイン
天然のアミノ酸であるが，たんぱく質には含まれない。メチオニンがシステインに分解される反応の中間体である。

ビタミン B_{12} はメチオニン合成酵素の補酵素として，メチルテトラヒドロ葉酸はメチル基の供与体として働くことから，ビタミン B_{12} や葉酸の不足時には，ホモシステインからメチオニンへの変換が抑制され，血中ホモシステイン濃度が高くなる。

メチオニンは，たんぱく質の合成にも重要で，細胞増殖に必要なDNA合成にも不可欠である。特に妊娠初期は，胎児の細胞増殖が盛んであるため，葉酸が大変重要な役割を果たしている。

i カルシウム代謝とビタミン

●**ビタミンD**　活性型ビタミンD（1,25-ジヒドロキシビタミンD）は，小腸からのカルシウム吸収を促進する。ビタミンDの欠乏や活性化異常は，カルシウム吸収の低下につながる（p. 83～84）。

●**ビタミンK**　骨基質に含まれる**オステオカルシン**は，翻訳後にビタミンKの作用により，グルタミン酸がα-カルボキシルグルタミン酸となり，カルシウムイオン（Ca^{2+}）と結合しやすくなり，骨形成に作用している（p. 84～85）。

オステオカルシン
グルタミン酸残基（17，21，24番目）のγ位の炭素がカルボキシル化され，１分子中に２～３残基のγ-カルボキシルグルタミン酸（Gla）を含有するカルシウム結合たんぱく質。骨芽細胞で産生された後，骨基質に取り込まれるが，一部が血中に放出されるため，血清中の骨形成マーカーとして用いられる。

C ビタミンの吸収と体内利用

a 脂溶性ビタミンと脂質の消化吸収の共通性

脂溶性ビタミンは脂質と同様，複合ミセルを形成し小腸吸収細胞の刷子縁膜から吸収され，キロミクロンの一成分としてリンパ管に運搬される（p. 36，3-E-d 参照）。何らかの消化管障害で脂質吸収がよくない場合，脂溶性ビタミンの吸収も低下する。

b 水溶性ビタミンの組織飽和と尿中排出

水溶性ビタミンは，あるレベル以上に摂取しても速やかに代謝されて尿中に排出（排泄）されるため，過剰症はほとんどない。一度に多量摂取すると飽和をもたらし，尿中への排泄を増大させる。むしろ，必要なだけ毎日摂取しないと欠乏しやすいビタミンであるといえる。尿中のビタミン排泄量は体内充足度の目安となる。

c 腸内細菌叢とビタミン

ヒトの腸内には多種多様な細菌が常在し，この細菌の集団を腸内細菌叢(そう)（腸内フローラ）と呼ぶ。腸内細菌叢には，食物繊維・胆汁酸の代謝，外来菌の増殖防止，免疫機能の刺激，ビタミンの産生・分解などの人体に有用な働きがある。腸内細菌によって産生されたビタミンの一部は人体に吸収されるので，これらのビタミンは欠乏することは少ないが，長期間の抗生物質の服用で腸内細菌が減少することで，欠乏症となる場合もある。

- **腸内細菌叢が合成するビタミン**　ビタミン B_2・B_6・B_{12}，葉酸，ビオチン，パントテン酸，ビタミン K など，生体に必要なビタミンを産生している。
  ビフィズス菌，大腸菌によって合成されていると考えられているが，どの細菌がどのビタミンを合成しているかは不明である。
- **ビタミンを分解する細菌**　バチルス菌は，チアミナーゼ（アノイリナーゼ）を産生し，ビタミン B_1 を分解する。

◀34-77 d ビタミン B_{12} 吸収機構の特殊性◀

ビタミン B_{12} は摂取後，胃から分泌される糖たんぱく質の内因子と結合して複合体を形成し，小腸から吸収される。その後，ビタミン B_{12} は内因子と解離し，血液中のトランスコバラミンによって各組織に送られる（p. 39，図3-13）。

Check 7 ビタミンの栄養

問題 次の記述について，○か×かを答えよ。

ビタミンについて

1 ビタミンDは，肝臓のみで水酸化され，活性型ビタミンDとなる。
2 ビタミンCは，体内に貯蔵できない。
3 ビタミンKの不足は，出血傾向となる。
4 ナイアシンが欠乏すると，ウェルニッケ脳症を発症する。
5 葉酸の過剰摂取は，血中ホモシステイン濃度を増加させ，動脈硬化や心筋梗塞を招く。

ビタミンの代謝・機能

6 ピリドキサールリン酸は，アラニンアミノ基転移酵素の補酵素として働く。
7 NADHは，コレステロール合成に必要である。
8 パントテン酸は，糖新生にかかわる。
9 レチノイン酸は，遺伝子発現に関与しない。
10 ビタミンKは，抗凝血薬のワルファリンの効果を減弱させる。

解説

1 × ビタミンDは，肝臓と腎臓で水酸化され，活性型ビタミンDとなる。
2 × ビタミンCは，水溶性ビタミンではあるが，肝臓や副腎に少量が蓄積される。
3 ○ ビタミンKは，血液の凝固にかかわる。
4 × ナイアシン欠乏では，皮膚粘膜の炎症，下痢，精神障害を呈するペラグラを発症する。ウェルニッケ脳症は，ビタミンB_1欠乏により起こる意識障害と運動失調をもたらす疾患である。
5 × 血中ホモシステイン濃度を増加させ，動脈硬化や心筋梗塞を招くのは，葉酸の欠乏による。

---

6 ○ PLPはアスパラギン酸アミノ基転移酵素の補酵素としても必要である。
7 × コレステロール合成に必要な補酵素は，NADPHである。
8 × パントテン酸は，脂肪酸の合成・分解などの脂質代謝と，糖質代謝にかかわる。
9 × レチノイン酸は受容体と結合したのち，DNAに作用し，遺伝子発現に関与する。ホルモン様の作用を有している。
10 ○ ワルファリンはビタミンK依存性凝固因子を阻害することで，効果が発揮されるが，ビタミンKの摂取によってはその効果が減弱することが示されている。

8 ミネラルの栄養

A ミネラルの分類[1, 2]

[1] 35-78
[2] 34-78

ミネラルとは，水，たんぱく質，脂質，糖質，核酸などの人体の構成元素となる炭素，酸素，水素，窒素の４元素を除く元素であり，体重の約４％を占める。

微量で必要量を満たす栄養素であるため，ビタミンと同様に微量栄養素と呼ばれる。ヒトの体内機構にかかわる主なミネラルの概要を**表8－1**に示した。

a 多量ミネラル

生体内に存在するミネラルの中で，比較的多量に存在しているものを**多量元素**といい，カルシウム，リン，イオウ，カリウム，ナトリウム，塩素，マグネシウムの７種がある。

b 微量ミネラル

生体内に存在するミネラルの中で，存在量が100mg より少ないものを**微量元素**といい，鉄，フッ素，亜鉛，銅，マンガン，コバルト，クロム，ヨウ素，モリブデン，セレンなどがある。

B ミネラルの栄養学的特徴と機能

a 硬組織とミネラル[2]

骨や歯といった硬組織は，細胞間質にリン酸カルシウムなどの石灰塩を多く含む。骨には約75％，歯には約95％のミネラルが含まれており，主にカルシウム，リン，マグネシウム，ナトリウム，塩素からなる。

1 カルシウム（Ca）[3]

[3] 36-68
36-78

●体内分布　カルシウムは生体に最も多く含まれるミネラルであり，成人では体内に約1,000g が含まれている。カルシウムの99％は**リン酸塩**（一部は炭酸塩）として骨や歯に存在し，残りの約１％はカルシウムイオンとして血液や筋肉などに存在している。骨はカルシウムの貯蔵庫であり，血中カルシウム濃度の調節に関与している。

リン酸塩
１個のリンと４個の酸素から構成される多原子イオン。リン酸カルシウムは骨や歯の存在形態であり，リン酸カリウム，リン酸ナトリウムなどの正塩およびトリポリリン酸塩は食品添加物として利用されている。

●生理作用　骨・歯の主な構成成分であるほか，血液の pH 維持，血液凝固，神経の情報伝達，筋肉の収縮などに関与している。

●カルシウム代謝

・血中カルシウム濃度は8.5～10.4mg/dL の範囲内で調整されている。骨吸収と骨形成が起こることにより，血中カルシウム濃度は維持される。この調節にかかわる器官は骨，腎臓，腸管で，**副甲状腺ホルモン**（PTH），**カルシトニ**

表8-1 主なミネラルの生理作用，欠乏症・過剰症

	元素名（記号）	主な生理作用	主な欠乏症・過剰症	体内分布
多量元素	カルシウム（Ca）	骨・歯の形成，血液の pH 維持，血液凝固，筋肉の収縮	●欠乏症：くる病，骨軟化症，骨粗鬆症 ●過剰症：ミルクアルカリ症候群，結石	骨（99%），細胞内，血液
	リン（P）	骨・歯の形成，エネルギー代謝	●欠乏症：通常不足することはほぼない ●過剰症：腎機能低下，副甲状腺機能亢進	骨，体液，細胞内，細胞膜
	イオウ（S）	たんぱく質・ペプチドの構成要素（含硫アミノ酸として）	●欠乏症：発育不全	アミノ酸の構成成分，たんぱく質
	カリウム（K）	浸透圧維持，細胞の興奮	●欠乏症：無筋力症，不整脈	細胞内，体液（細胞内に多い）
	ナトリウム（Na）	浸透圧維持，細胞の興奮，糖・アミノ酸の吸収促進	●欠乏症：食欲不振，血圧低下 ●過剰症：血圧上昇，腎障害	細胞内，体液（細胞外に多い）
	塩素（Cl）	浸透圧維持，血液の pH 維持，胃酸の構成成分	●欠乏症：胃酸分泌低下	細胞内，体液
	マグネシウム（Mg）	酵素の活性化，筋収縮	●欠乏症：循環器障害，代謝不全	骨（約60%），細胞内，体液
微量元素	鉄（Fe）	酸素運搬（ヘモグロビン），電子伝達系，酵素の活性化	●欠乏症：発育不全，鉄欠乏性貧血，筋力低下 ●過剰症：胃腸障害，鉄沈着	ヘモグロビン（約70%），フェリチン（約30%），トランスフェリン（鉄輸送たんぱく質）筋肉，肝臓，脾臓，骨髄
	亜鉛（Zn）	酵素（DNA ポリメラーゼ，アルカリホスファターゼ）の補因子，DNA の転写調節	●欠乏症：発育不全，皮膚炎，味覚障害	筋肉，皮膚に存在
	銅（Cu）	酵素（SOD，セルロプラスミン）の補因子	●欠乏症：貧血，骨異常	筋肉，肝臓に存在
	マンガン（Mn）	酵素の補因子	●欠乏症：骨異常	ほぼ一様に存在
	コバルト（Co）	ビタミン B_{12} の成分	●欠乏症：悪性貧血	筋肉，骨
	クロム（Cr）	耐糖能因子	●欠乏症：耐糖能低下	筋肉（約55%），毛髪（約25%）
	ヨウ素（I）	甲状腺ホルモンの成分	●欠乏症：発育不全，クレチン病，甲状腺腫，甲状腺機能低下症 ●過剰症：甲状腺腫，甲状腺機能低下症，甲状腺中毒症	甲状腺（約90%）
	モリブデン（Mo）	酵素の補因子	●欠乏症：成長障害，頻脈	肝臓，腎臓に多く存在
	セレン（Se）	抗酸化作用（グルタチオンペルオキシダーゼの成分）	●欠乏症：克山病（心機能不全），カシン・ベック病（骨関節症） ●過剰症：爪の変形，脱毛	筋肉，肝臓，血液，腎臓に多く存在

ン，活性型ビタミンDによって調節される（図8-1，表8-2）。

- 血中カルシウム濃度が下がると副甲状腺ホルモンの分泌が亢進し，骨吸収が促進し，腎臓でのカルシウムの再吸収が促進される。
- 血中カルシウム濃度が上がるとカルシトニンの分泌が亢進し，骨形成を促進し，腎臓でのカルシウムの再吸収を抑制する。
- ライフステージによっても異なるが，カルシウムの小腸吸収率はそれほど高くなく，食事中カルシウムの多くは糞便中に排泄されてしまう。吸収されたカルシウムは尿中および汗中に排泄される。
- たんぱく質の摂取量が増加すると，尿中へのカルシウム排泄が増加することが報告されている。

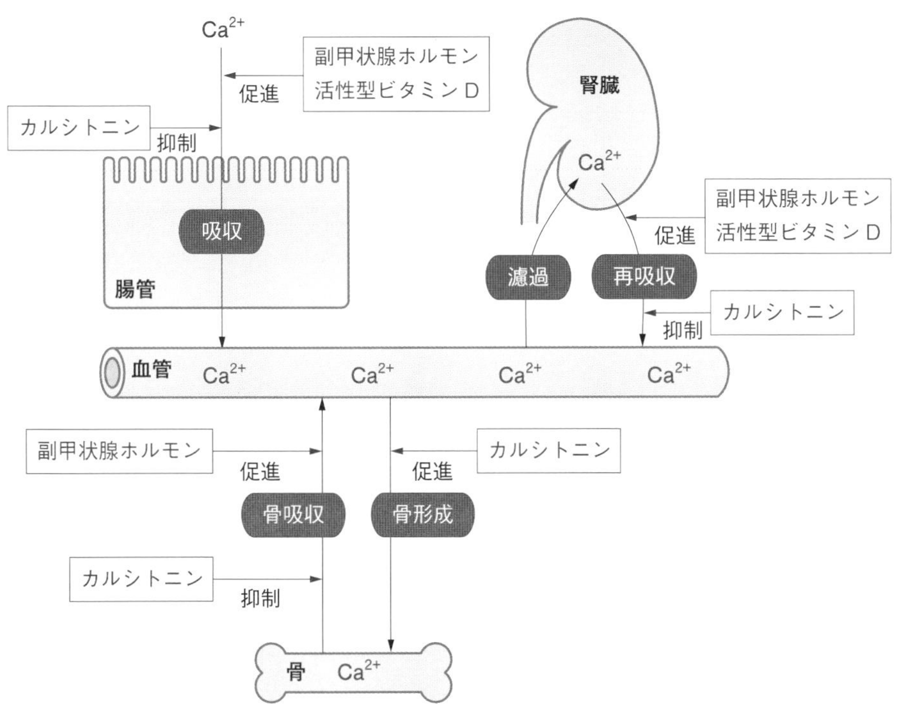

図8-1 カルシウムの代謝

表8-2 カルシウム代謝調節にかかわるホルモン・物質の主な働き

	働き	そのほか
副甲状腺ホルモン（PTH，パラソルモン）	・骨吸収を促進（破骨細胞の活性化） ・ビタミンDの活性化 ・腸管からのカルシウムの吸収促進 ・腎臓尿細管からのカルシウムの再吸収促進	・血中カルシウム濃度を上昇させる
カルシトニン	・骨形成の促進（骨芽細胞の活性化） ・腎臓尿細管からのカルシウム再吸収抑制	・血中カルシウム濃度を低下させる ・甲状腺濾胞細胞（C細胞）から分泌される
活性型ビタミンD	・腸管からのカルシウムの吸収促進 ・腎臓尿細管からのカルシウムの再吸収促進	・血中カルシウム濃度を上昇させる

注）副甲状腺ホルモンとカルシトニンは拮抗的に働く。

●**欠乏症**　くる病，骨軟化症，骨粗鬆症といった骨疾患を生じる。

●**過剰症**　**ミルクアルカリ症候群**，**腎臓結石**といった過剰症が知られている。

日本人の摂取状況をみると，カルシウムは長年不足が指摘されている栄養素である。

2 リン（P）◀

●**体内分布**　成人の体内に約670g（体重の約1％）存在する。そのうちの約85％はリン酸塩として骨や歯に，残りの約15％が細胞内外に**有機リン酸***（有機リン酸エステル，リンたんぱく質，リン脂質）と**無機リン酸***（HPO_4^{2-}）として存在している。

●**生理作用**

・硬組織（骨，歯），細胞膜（リン脂質）の構成成分である。

ミルクアルカリ症候群
塩化カルシウム，塩化マグネシウム，炭酸カルシウム，炭酸水素ナトリウムおよびいくつかの薬剤と牛乳の大量併用摂取により起こる高カルシウム血症。中程度のアルカローシスや重症腎不全を発症する危険性もある。

腎臓結石
腎臓内にシュウ酸カルシウム，リン酸カルシウムなどの結石が生じること。

◀36-78

*解説は p. 102

*用語出現は p. 101

有機リン酸*
炭素とリン酸が結合した有機化合物。リン脂質，リンたんぱく質などがあげられる。

無機リン酸*
炭素原子を含まないリン酸の無機化合物。リン酸化合物であるATPやDNA，RNAに含まれる。

・高エネルギーリン酸化合物（ATP，クレアチンリン酸），DNA・RNAなどの構成成分である。
・細胞内外液の浸透圧や酸塩基平衡の調節に関与する。

●**リン代謝**

・血中リン濃度は3～4mg/dLである。リンの代謝にかかわる器官は，骨，腎臓，腸管で，カルシウムと同様に**副甲状腺ホルモン**，**カルシトニン**，**活性型ビタミンD**によって調節されている。
・リンの小腸吸収率は比較的高く，吸収後，余剰分は速やかに尿中へ排泄される。そのため，糞便中排泄に比べ，尿中への排泄が多い。

●**欠乏症**　腸管からのリン吸収を阻害する物質を多量に摂取した場合に，発育不全，骨塩量低下などの欠乏症が知られているが，現在の日本人の食事環境では，食品添加物として各種のリン酸塩が加工食品に広く用いられていることから，不足よりも摂取過剰が問題視されている。

◀1 36-68
◀2 34-78

3 マグネシウム（Mg）◀1，2

●**体内分布と代謝**　成人の体内に約20g存在する。そのうちの約60%が骨に含まれており，骨がマグネシウムの貯蔵庫であるといわれている。マグネシウムが欠乏すると，骨からマグネシウムが遊離され，利用される。その際，副甲状腺ホルモンが関与していると考えられている。

●**生理作用**

・ATPおよび，ほかの分子の安定化に重要な役割を果たしている。
・多くの酵素の補因子としての役割や，体温調節，神経の興奮，筋肉収縮，ホルモン分泌，脂質代謝の改善に関与している。
・マグネシウムの過剰症は起こりにくいが，大量に摂取した場合，軽度な一過性の下痢を起こすことがある（参考までに，酸化マグネシウムは，便秘治療薬として利用されている）。

4 骨・運動とビタミンDの関係

●**骨と運動の関係**　長期間にわたり活発なスポーツ活動を行っている中高年者の骨密度は一般の人に比べて高いという報告があることから，運動習慣が骨粗鬆症の予防や健康な骨の形成を助けるといわれている。ただし，中高年になってから短期的なトレーニングを行っても大きな効果は期待できず，成長期における運動習慣の確立が必要であると考えられている。

運動による適切な刺激は，骨内血流量の増加，**骨芽細胞**の活性化を促し，骨形成が亢進される。このため，骨粗鬆症の予防・改善，あるいは閉経期において骨吸収の抑制が期待できる。

骨芽細胞
骨形成を担う細胞であり，骨基質表面に並んで存在する。骨基質の有機成分であるⅠ型コラーゲンのほか，オステオカルシン，オステオポンチン，骨シアロたんぱくなどの非コラーゲンたんぱく質を分泌している。

●**骨形成とビタミンD**　活性型ビタミンDは，小腸で，骨の主成分であるカルシウムとリンの吸収を促進する（p. 101，図8-1）。

5 歯とフッ素◀2

●**フッ素の体内分布**　成人の体内には約2.6gのフッ素（F）が存在している。

そのうちの約95%は骨と歯に含まれている。

●フッ素の生理作用

・歯質を構成するヒドロキシアパタイト結晶の安定化，再石灰化促進，耐溶解性の向上など，歯の健康維持に関与する。

・口腔内の細菌や細菌が産生する酵素の活性を抑制し，歯のう蝕を防ぐ。

b 神経・筋肉の機能維持とミネラル

細胞内液の主な陽イオンはカリウムであり，細胞外液の主な陽イオンはナトリウムである。神経や筋肉の興奮は，細胞内のカリウムが細胞外へ送り出され，再び細胞内に取り込まれることによって伝達されている。この機構はナトリウム-カリウムポンプによって維持されている。

マグネシウムはカリウムの細胞内への取り込みを促進し，安定性と興奮性を維持していることから，神経の興奮・伝達，筋肉の収縮に欠かせないものである。

c 血圧調整とミネラル

ミネラルは，細胞内液と細胞外液の浸透圧平衡や体液の pH 調節，神経や筋肉の機能維持などにも関与している。

1 アンジオテンシン・アルドステロンとナトリウム

●ナトリウム（Na）の体内分布と生理作用　ナトリウムは食塩（塩化ナトリウム，NaCl）として，私たちの日常生活になじみ深い物質である。ナトリウムは細胞外液の主な陽イオンであり，陰イオンの塩素（Cl）とともに細胞外液量の維持に重要な役割を果たしている。また，浸透圧の調節，細胞内外の電位差の維持，グルコース・アミノ酸の能動輸送に関与する。

摂取したナトリウムは小腸でほぼ完全に吸収され，過剰なナトリウムは塩素とともに尿（99%以上）に排泄されるほか，皮膚から汗として，あるいは糞便中にも排泄される。

●アンジオテンシン，アルドステロンによる調節　生体内のナトリウムの量の調節には，**レニン-アンジオテンシン-アルドステロン系**が関与している。

ナトリウムの摂取量が少ない場合，体液量や循環血漿量が減少する。これらは受容器で感受され，腎臓の傍糸球体細胞から**レニン**が分泌される。肝臓で生成したアンジオテンシノーゲンにレニンが作用し**アンジオテンシンⅠ**が産生され，さらに肺や腎臓から分泌される変換酵素の作用を受け**アンジオテンシンⅡ**となる。アンジオテンシンⅡは副腎皮質の**アルドステロン**の産生を促進し，アルドステロンは尿細管に作用して，ナトリウムの再吸収を促進する（**図8-2**）。ナトリウムの再吸収によって体液量や循環血漿量が増加する。さらに，アンジオテンシンⅡは血管を収縮させて，血圧を上昇させる。

なお，レニン-アンジオテンシン-アルドステロン系が抑制されると，ナトリウムが尿中へ排泄される。

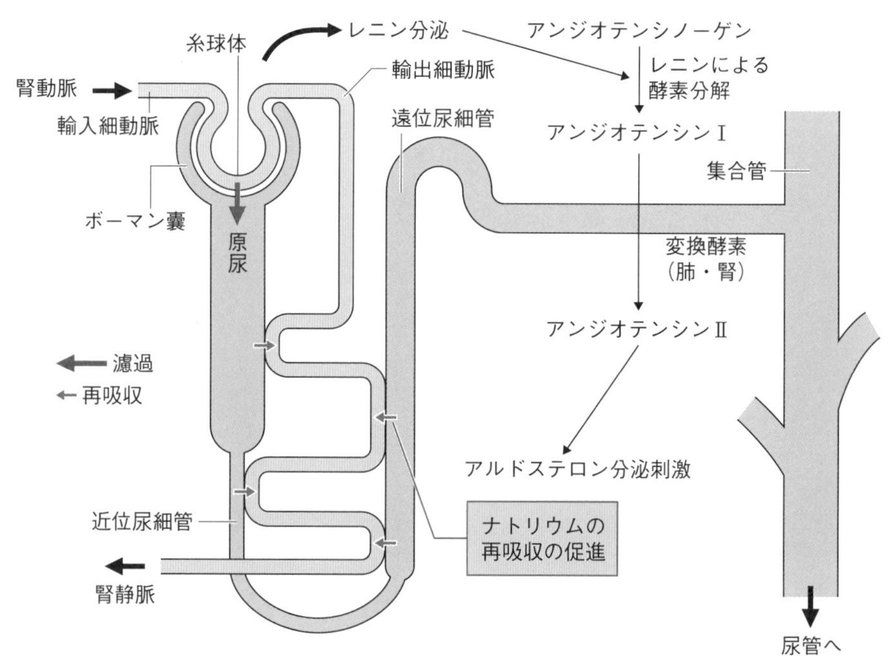

図8-2 腎臓におけるナトリウムの再吸収の促進

高カロリー輸液
中心静脈栄養剤。糖質と電解質が主体で微量栄養素を配合。開始液と維持液に分類される。

完全静脈栄養
消化管機能に障害がある疾患，もしくは経腸栄養を行わないほうがよい疾患の場合，中心静脈または末梢静脈より栄養剤を投与する方法。

インスリン感受性
生体のインスリンに対する反応速度。肥満，高血圧，脂質異常症，糖尿病等により低下。

耐糖能
75gのグルコース負荷試験により負荷後2時間の血糖値で診断される。140mg/dL以上200mg/dL未満が耐糖能異常（境界型），200mg/dL以上であれば糖尿病と判定。

◀ 36-79
33-76

ホメオスタシス（恒常性）
生体が，外界からの刺激や外部環境の変化がもたらす内部環境への影響に対し，適切な生体応答により，生体の内部環境を一定に保ち，健全な生命活動を維持すること。

●**ナトリウムの過剰摂取と欠乏**　長期間のナトリウム過剰摂取は，高血圧症の原因になると考えられている（p. 113，9-B-b 参照）。腎臓におけるナトリウムの再吸収機能により，腎機能が正常であれば日常生活で欠乏することはない。高温・多湿環境下での作業などにより多量の発汗があった場合には，ナトリウムの欠乏が起こり，食欲不振，吐き気，血液濃縮，筋肉痛といった症状がみられることがある。

d 糖代謝とミネラル

クロム（Cr）には，糖代謝との関連が示されている。インスリン感受性を増強するクロモデュリンとよばれるオリゴペプチドには，クロムイオンが含まれており，このオリゴペプチドは，インスリン受容体のシグナル伝達を増強させる働きがある。

長期間，クロムを添加していない**高カロリー輸液**，**完全静脈栄養**（中心静脈栄養）を行った場合，**インスリン感受性**が低下するが，**耐糖能**は塩化クロムを補給すると改善することが報告されている。クロムの体内含有量は少なく，通常の食事を摂取している限り，クロム欠乏症にはならない。

e 酸素とミネラル◀

生体内の化学反応（代謝）は，原則として酵素の作用によって起こる。酵素は，生体の**ホメオスタシス（恒常性）**の維持やさまざまな生理過程などで重要な役割を担っている。酵素の活性化には，補酵素に加え，マグネシウムをはじめとするミネラルも強くかかわることが知られている。

●**活性酸素**　活性酸素とは反応性の高い酸素原子を含む低分子物質である。過剰な活性酸素は各種疾患や遺伝子変異と関与し，人体に悪影響を与える。

●**活性酸素を分解する酵素**　活性酸素による組織の酸化的傷害を防御する酵素として，スーパーオキシドジスムターゼ（SOD）やグルタチオンペルオキシダーゼなどがある。

・銅（Cu），亜鉛（Zn），マンガン（Mn）：SODは，銅，亜鉛，マンガンを含み，Cu/Zn-SOD（細胞質局在），Mn-SOD（ミトコンドリア局在）を構成する。

・セレン：グルタチオンペルオキシダーゼはセレンを含む。

●**呼吸酵素**　細胞内代謝（内呼吸）の**酸化還元反応**を触媒する酵素のことをいい，ATP 産生に関与している。

●**呼吸酵素に関与するミネラル**　鉄（Fe），銅，モリブデン（Mo）は呼吸酵素の構成成分となる。

・鉄：**ヘムたんぱく質**である酸化還元反応をもつ**シトクロム** a・b・c は，鉄を含み，電子伝達系における ATP 産生に関与する。

・銅：電子伝達系における複合体Ⅳ（シトクロム c オキシダーゼ）には銅が含まれる。

・モリブデン：NADPH デヒドロゲナーゼは，モリブデンを含む。

酸化還元反応
化学反応のうち，反応に関与する原子間で酸素または電子の授受がある反応。酸化と還元は必ず同時に起こる。

ヘムたんぱく質
鉄とポルフィリン錯体であるヘムを含む色素たんぱく質。酸化還元酵素のカタラーゼなど，電子伝達系に関与するシトクロム（下記）など，酸素運搬機能を有するヘモグロビンなどがある。

シトクロム
ヘムたんぱく質の一種。含有するヘムにより3種類（a，b，c）に分類される。電子伝達系においてヘム鉄の酸化還元による電子の授受を行う。

C ミネラルの吸収と体内利用

a カルシウムの吸収と体内利用

●**吸収促進要因**　カルシウムの吸収を促進させるものには，**表 8－3** のほか，成長期や妊娠・授乳期，運動，日光浴，成長ホルモン，エストロゲンなどがある。

●**吸収阻害要因**　カルシウムの吸収を低下させるものには，**表 8－3** のほか，更年期（閉経期），加齢，運動不足，喫煙などがある。閉経後は女性ホルモンであるエストロゲンが欠乏するためカルシウムの吸収が低下する。シュウ酸，フィチン酸，食物繊維などは腸管内でカルシウムと結合し，吸収を阻害する。

●**吸収率**　カルシウムの吸収率は一定ではないが，成人では20～30%である。

Column　銅の輸送と疾病

生体内の銅の輸送にはいくつものたんぱく質が関与している。

腸管における銅の輸送には，酵素たんぱく質である ATP7A が重要な役割を担っており，このたんぱく質の作用により体内に銅が取り込まれる。メンケス病では，この酵素たんぱく質に異常が生じ，腸管からの銅吸収が阻害され，顕著な銅欠乏障害および腸粘膜に銅蓄積が認められる。X 染色体劣性遺伝性疾患である。

肝細胞内の銅の輸送は，ATP7B という酵素たんぱく質によって行われる。ウィルソン病では，このたんぱく質の異常が生じ，その結果，体内に銅が過剰に蓄積，肝障害，神経障害が起こる。常染色体劣性遺伝性疾患である。

表8-3　カルシウムの吸収に影響する物質

吸収を促進する物質	クエン酸，リンゴ酸，ビタミンD，乳糖，アミノ酸，カゼインホスホペプチド
吸収を阻害，排泄を促進する物質	シュウ酸，フィチン酸，含硫アミノ酸（動物性たんぱく質），アルコール，食物繊維，カフェイン，食塩の過剰摂取，リン酸塩

参考表のように，12～14歳以上では男女ともに加齢につれて吸収率が低下していく。また，カルシウムの吸収は適応性が高く，カルシウム摂取量の不足や成長期，妊娠・授乳期などで必要量が高まると吸収率が上昇し，尿や糞便への排泄が低下する。カルシウムが充足しているときには逆の作用が起こる。

◀1 36-79

b 鉄の吸収と体内利用◀1

鉄（Fe）は，ヘモグロビンや各種酵素の構成成分であり，欠乏によって鉄欠乏性貧血や運動機能などの低下を招く。女性の月経時や妊娠時に特に十分な摂取を心掛けることが必要な栄養素の一つである。

◀2 37-78
35-78
33-81

1 ヘム鉄と非ヘム鉄◀2

食品中の鉄は，ヘム鉄と非ヘム鉄に分類される。

- **ヘム鉄**　ヘムたんぱく質（ヘモグロビン，ミオグロビン，シトクロム）由来で，動物性食品（肉・魚など）に多く含まれる。通常，非ヘム鉄より吸収率が高く，同時に摂取する食品因子に影響されにくい。
- **非ヘム鉄**　ヘム鉄以外で，野菜や穀類，卵，乳製品に含まれる。吸収率は低いが，同時に摂取する食品因子により増減する。

2 鉄の体内運搬と蓄積◀2

- **鉄の体内分布**　体内の鉄の約70%は赤血球のヘモグロビンに，約10%が筋肉のミオグロビンに**機能鉄**として存在し，残りが肝臓，脾臓，骨髄などに**貯蔵鉄**として存在する。

成人の体内に含まれる鉄量は，男性が約3.8g，女性が約2.3gである。また，鉄総量に対する貯蔵鉄の割合は，男性が約30%，女性は極めて低く約12%である。

鉄が異常に蓄積されるヘモクロマトーシスは，先天的または後天的な原因によって引き起こされる。後天的なヘモクロマトーシスの原因の一つに，鉄剤の過剰摂取がある。

- **鉄の循環と排泄**

・食事中の三価鉄（Fe^{3+}）は，胃酸およびビタミンCにより**二価鉄**（Fe^{2+}）に還元され，小腸から吸収される。

・血清鉄は**トランスフェリン**と結合した形で骨髄に運ばれ，ヘモグロビン合成に利用される。また，フェリチン，ヘモジデリンとして肝臓などに貯蔵される。

・赤血球の寿命は約120日で，老化した赤血球は脾臓で分解される。このとき，放出された鉄のほとんどはヘモグロビン合成に再利用される。

・鉄は，便や尿，汗から排泄される。さらに，月経によって喪失する。

●貯蔵鉄と機能鉄

・貯蔵鉄：フェリチン，ヘモジデリン。肝臓，脾臓，骨髄に蓄えられ，機能鉄が不足したときに補充される。鉄の輸送たんぱくであるフェリチンと結合した状態の血清鉄も，貯蔵鉄とみなされる。

・機能鉄：ヘモグロビン，ミオグロビンなど。赤血球中ではヘモグロビン，筋肉中ではミオグロビンの成分として酸素と結合し，酸素の運搬にかかわる。そのほか，金属酵素の構成成分など，生命の維持に必要な働きをもつ。

●鉄の吸収率　三価鉄（Fe^{3+}）は二価鉄（Fe^{2+}）となって吸収される。鉄の吸収率は，食品中のヘム鉄，非ヘム鉄の構成比，吸収促進物質，吸収阻害物質の存在，または貯蔵鉄量の増減により大きく変化する（**表8-4**）。特に，ビタミンCや動物性たんぱく質は吸収率を高める。

●ヘム鉄　吸収阻害物質の影響を受けにくい。吸収率は15～25%。

●非ヘム鉄　吸収阻害物質の影響を受けやすい。吸収率は2～5%と低いが，吸収促進物質により吸収率は高まる。

3 ビタミンCと鉄吸収

ビタミンCは非ヘム鉄の吸収を促進する。ビタミンC（還元型アスコルビン酸）は酸素と金属イオンの存在で速やかに酸化され，酸化型アスコルビン酸となる。その際，三価鉄（Fe^{3+}）が還元されて二価鉄（Fe^{2+}）となる。三価鉄は水の溶解度が低いことから，主に二価鉄が吸収されるため，ビタミンCの存在は鉄の吸収率を高めるといえる。

表8-4 鉄の吸収に影響する物質

吸収を促進する物質	肉類（動物性たんぱく質），ビタミンC，乳酸，クエン酸，β-カロテン
吸収を阻害，排泄を促進する物質	シュウ酸，フィチン酸，タンニン（茶），リン脂質，食物繊維，カルシウムの過剰摂取

参考表 カルシウムの吸収率
〔日本人の食事摂取基準（2020年版）で採用された値〕

年齢等	吸収率*（%）	
	男性	女性
乳児期　母乳	約60	約60
乳児用調製粉乳	約27～47	約27～47
1～2歳	40	40
3～5歳	35	35
6～7歳	35	35
8～9歳	35	35
10～11歳	40	45
12～14歳	45	45
15～17歳	45	40
18～29歳	30	30
30～49歳	27	25
50～64歳	27	25
65～74歳	25	25
75歳以上	25	25

注）*1歳以上は，見かけの吸収率。

Check 8 ミネラルの栄養

問題 次の記述について，○か×かを答えよ。

ミネラルの機能

1 ナトリウムは，細胞内液に多く存在し，浸透圧の調節に関与している。
2 ミネラルは，酵素の成分となって，その活性を上昇させる。
3 骨や歯を構成している主なミネラルは，鉄，マンガン，モリブデンである。
4 レニン-アンジオテンシン-アルドステロン系が亢進すると，ナトリウムを尿中へ排泄する。
5 酸素の運搬にかかわっているミネラルは，塩素である。

ミネラルの吸収と代謝

6 リンは摂取不足よりも，摂取過剰が心配される。
7 マグネシウムは，クロムの細胞内への取り込みを促進することで，神経の安定性と興奮性を維持している。
8 鉄は，セルロプラスミンの構成成分である。
9 ヘム鉄と非ヘム鉄の吸収率は同じである。
10 副甲状腺ホルモンは，血中リン濃度を調節している。

カルシウムの代謝・機能

11 血中カルシウム濃度が低下すると，カルシトニンの分泌が亢進する。
12 30～49歳に比べ，10歳代におけるカルシウム吸収率は高い。
13 カルシウム欠乏による骨疾患の一つとして，歯周病がある。
14 シュウ酸や含硫アミノ酸は，カルシウムの吸収率を高める。
15 副甲状腺ホルモンは骨に作用し，骨吸収を抑制し，血中カルシウム濃度を下げる。

解説

1 × ナトリウムは，細胞外液に多く存在する陽イオンである。ナトリウム-カリウムポンプなど，細胞内液に多いカリウムとの関係性は強い。
2 ○ マグネシウムや銅，亜鉛，マンガンなどのミネラルは，代謝にかかわる酵素活性を上昇させる。
3 × 骨や歯を構成しているミネラルは，主にカルシウム，リン，マグネシウムである。
4 × レニン-アンジオテンシン-アルドステロン系は，体液量や循環血漿量を平衡に保つためにナトリウムを再吸収する。
5 × 酸素の運搬にかかわっているミネラルは，ヘモグロビンに含まれる鉄である。したがって，鉄が欠乏すると鉄欠乏性貧血を引き起こす。

---

6 ○ 加工食品に含まれる添加物にリン酸塩が使用されており，過剰摂取が心配される。
7 × マグネシウムの神経維持機能は，カリウムの細胞内への取り込みを促進することで成り立っている。
8 × 銅がセルロプラスミンの構成成分である。
9 × ヘム鉄の吸収率は15～25%，非ヘム鉄の吸収率は２～５%である。
10 ○ 副甲状腺ホルモンは，血中リン濃度が上昇すると尿中排泄を促進する。

---

11 × 血中カルシウム濃度が低下した場合は，副甲状腺ホルモンの分泌が亢進する。濃度が上昇した場合にカルシトニンの分泌が亢進し，腎臓での再吸収を抑制する。
12 ○ 成長に伴うカルシウムの必要性が高いことから吸収率は高い。
13 × 歯周病はカルシウム欠乏によるものではない。
14 × シュウ酸や含硫アミノ酸は，カルシウムの吸収を阻害する。
15 × 副甲状腺ホルモンは，骨吸収促進，すなわち骨からのカルシウム等の溶出を促進させ，血中濃度を上昇させる。

9 水・電解質の栄養的意義

A 水の出納◀1, 2, 3

◀1 33-82
◀2 35-79
◀3 34-79

生体内で最も多い物質は水である。成人男性の体内水分量は体重の約60%，成人女性は約55%であり，加齢とともに減少する（**図9-1**）。また，体脂肪も水分量に影響する。女性は男性に比べ体脂肪率が総じて高いことから，体内水分率は低くなる。

水の摂取と排泄には次のようなものがあり，それぞれが等しくなるように調節されている（**表9-1**）。

・水の摂取：飲料水，食物中の水，代謝水。

・水の排泄：尿，不感蒸泄，糞便。

消化管に流入する水は，飲料水，食物中の水，代謝水，分泌される消化液量（6,000～8,000mL）を合わせると，成人で約10 L/日であるが，7～8 Lは栄養素の消化に伴い小腸から吸収され，1～2 Lは糞便形成時に大腸から再吸収される。

a 代謝水◀1, 2, 4

◀4 37-79

糖質，たんぱく質，脂質が完全に分解されるときに産生する水を，**代謝水**という。1日に約300mLの代謝水が産生され，水分出納における供給源となる。糖質（グルコース）1gからは0.56g，たんぱく質1gからは0.41g，脂質1gからは1.07gの代謝水が産生される。水素の含有量の多い脂質は，産生する代謝水がエネルギー産生栄養素の中で最も多い。

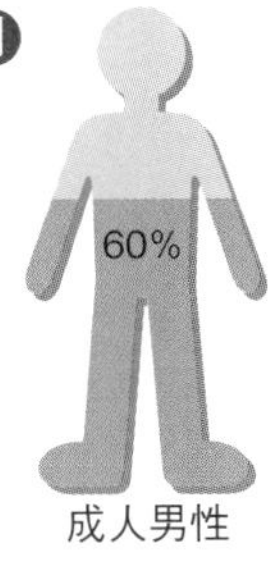
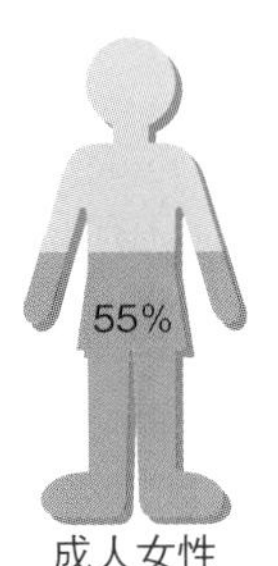

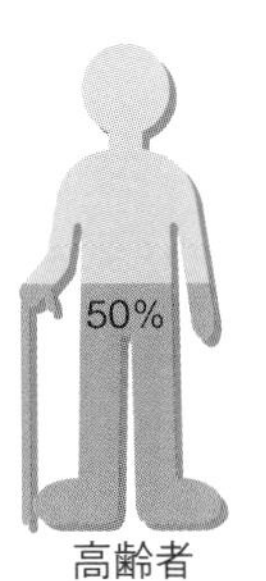

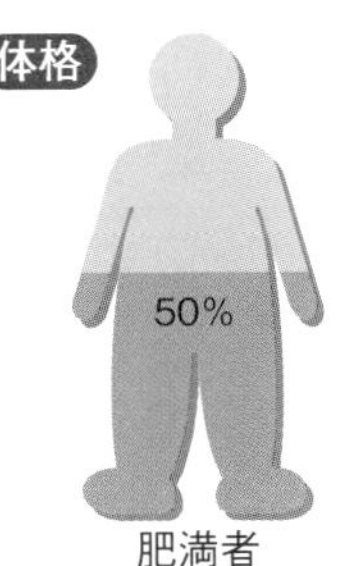

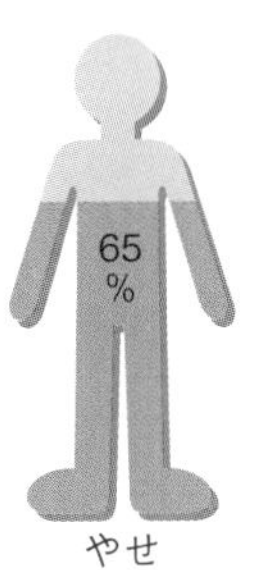

図9-1 人体の水分量（%）

資料）田花利男，他：メディカル管理栄養士のためのステップアップマニュアル，p. 112（2004）第一出版

表9-1 1日の水の出納

（mL/日）

入（摂取）		出（排泄）	
飲料水	800～1,200	尿	1,000～1,500
食物中の水	1,000	不感蒸泄（呼気，皮膚）	900
代謝水	300	糞便，そのほか	100
計	2,000～2,500	計	2,000～2,500

◀1 37-79
◀2 35-79

b 不可避尿◀1, 2

体内で生じた老廃物などの不要物を排泄させるために必要な尿を**不可避尿**といい，その量は成人では約500mL/日である。この量は，水分摂取量の影響を受けない。

◀3 34-80
◀4 33-82

c 不感蒸泄◀1, 3, 4

●**不感蒸泄**　肺（呼吸：300mL）や皮膚（600mL）から無意識に絶えず排泄されている水分を不感蒸泄といい，成人では約900mL/日である。

●**不感蒸泄と体温調節**　体内で発生した熱は，水分を介して体のすみずみまで運ばれ，体表面から放射，対流伝導，水の蒸発熱などによって放出し，体温を調節している。夏季や運動時の体温調節に不感蒸泄は重要である。

d 水分必要量◀2, 4

不感蒸泄は約900mL/日であるので，糞便中に排泄される100mLと不可避尿量とを合計した約1,500mL/日は，体内になければならない。しかし，栄養素の分解によって約300mL/日の代謝水が産生されるので，これらの差である1,200mL/日の水が最低限摂取しなければならない量である。この水分量を**不可避水分摂取量**という。

（補足）随意尿とは，総尿量から不可避尿量を差し引いた尿量で，500～1,000mL/日である。摂取した水分量によって変化する。

◀5 34-79

e 脱水，熱中症◀1, 2, 3, 4, 5

●**脱水**　通常体重の約60%を占めている体液が不足している状態を**脱水**という。脱水は，多量の発汗（運動，高温環境下），不感蒸泄の増加（乾燥環境下），下痢，嘔吐によって起こり，その原因は水分や電解質（特にナトリウム：Na）の喪失による。

・水欠乏型脱水（高張性）：主に水分の喪失によって細胞外液の浸透圧が上昇，それに伴い水分が細胞内液から細胞外液に移動する。

・Na欠乏型脱水（低張性）：主にNaイオンの喪失によって，細胞外液が低張性となり，水分が細胞外液から細胞内液に移動する。循環血液量の低下が顕著である。

Column　浸透圧◀3

生体膜（半透膜）を挟み，2種の溶液を接触させると濃度の高い溶液の方に溶媒（水）の移動が起こる。これを浸透といい，これを妨げる力（圧力）を浸透圧という。浸透圧は溶質の種類に関係なく，濃度が高くなると上昇する。例えば，血中ナトリウム濃度が上昇すれば，血漿浸透圧も上昇し，その結果，細胞側から血液側に水が移動する。

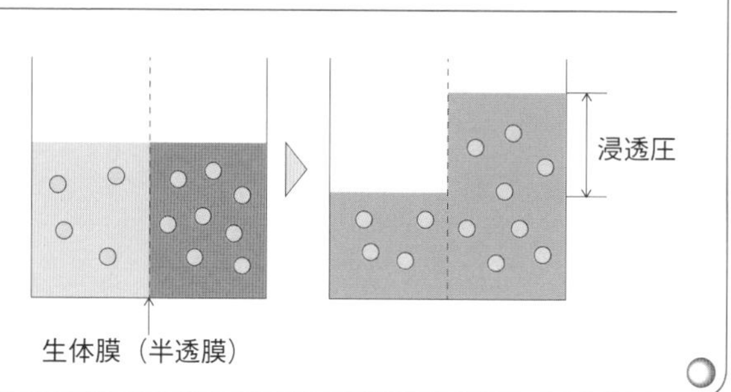

・混合型脱水（等張性）：水分およびNaが同量喪失し，浸透圧は大きく変化しない。循環血液量の減少が認められる。

●**熱中症**　高温環境下での暑熱障害の総称を熱中症とよぶ。小児に発症が多く，中でも乳児の発症が多い。くわえて高齢者の発症も多い。高温多湿環境下で熱の放散が滞り，体温の上昇，体熱がうっ積し，症状が現れる。

脱水は季節に関係なく起こるが，夏季にみられる水分欠乏型脱水は熱中症を招きやすく，発汗の低下や急激な体温の上昇，頭痛，意識障害が惹起される。速やかな処置が求められ，積極的な全身の冷却，**アイソトニック飲料**や塩化ナトリウムを含んだ水分を与え，血漿浸透圧の正常化に努める。症状が重い場合は病院に搬送し，処置を行う。

高齢者は暑さに対する感じ方が鈍く，さらにのどの渇きも感じにくい。一般的に高齢者は我慢強い傾向にあることからも，知らないうちに熱中症を発症し，生命の危険にさらされている。こまめな水分および塩分の補給，エアコンの使用など配慮が必要である。

アイソトニック飲料
アイソトニック(isotonic)とは，等張性（等浸透圧性）を意味する。体液にほぼ等しい浸透圧に調整された飲料をアイソトニック飲料とよび，体内に吸収されやすい特徴をもつ。

f 浮腫

何らかの原因によって細胞間の水分が異常に増加し，排泄されず停滞した状態を浮腫という。心機能障害では血液の循環不全により，血液うっ滞が起こり，組織に水分が滲出・滞留する。また，腎障害による水分の排泄不全によって，さらには肝機能障害ではアルブミン合成能低下に起因する**膠質浸透圧**の低下により，組織に水分が滞留する。

膠質浸透圧
循環系において，主にアルブミン濃度によって生じる血漿の浸透圧をいう。低アルブミン血症のときに低下する。膠質とはコロイドのことである。

B 電解質代謝と栄養

a 水・電解質・酸塩基平衡の調節◀

◀ 37-79
36-80
35-79
34-79
34-80
33-82

1 体液中の電解質組成

生体内の水分は**体液**といい，**細胞内液**と**細胞外液**（間質液，血漿，リンパ液など）がある（図9-2）。細胞内液量は加齢に伴い減少する。体液に溶けている電解質の組成は，図9-3のように，主として細胞内液にはカリウムイオン（K^+），マグネシウムイオン（Mg^{2+}），リン酸イオン（HPO_4^{2-}），細胞外液にはナトリウムイオン（Na^+），塩素イオン（Cl^-），炭酸水素イオン（HCO_3^-）がみられる。

2 体液量の調節

体液の**浸透圧**は厳密に調節されており，体水分量が不足し，細胞外液の減少により浸透圧が上昇すると，視床下部にある浸透圧センサーが感知し，下垂体後葉から抗利尿ホルモン（バソプレシン）が分泌される。バソプレシンは，腎尿細管からの水の再吸収を促進し，尿量を減少させることで体液量を増加させ，血液の浸透圧を下げる。逆に体水分量が過剰となった場合，細胞外液の増加により浸透圧は低下し，バソプレシン分泌は抑制され，腎臓からの水の再吸収抑制により尿量を増加さ

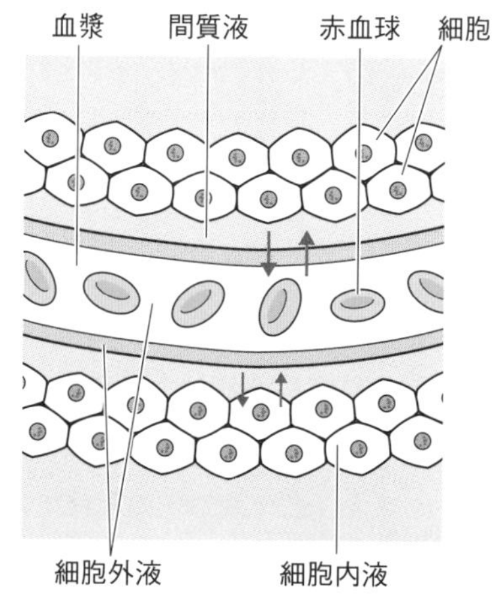

図9-2　細胞外液と細胞内液の様子

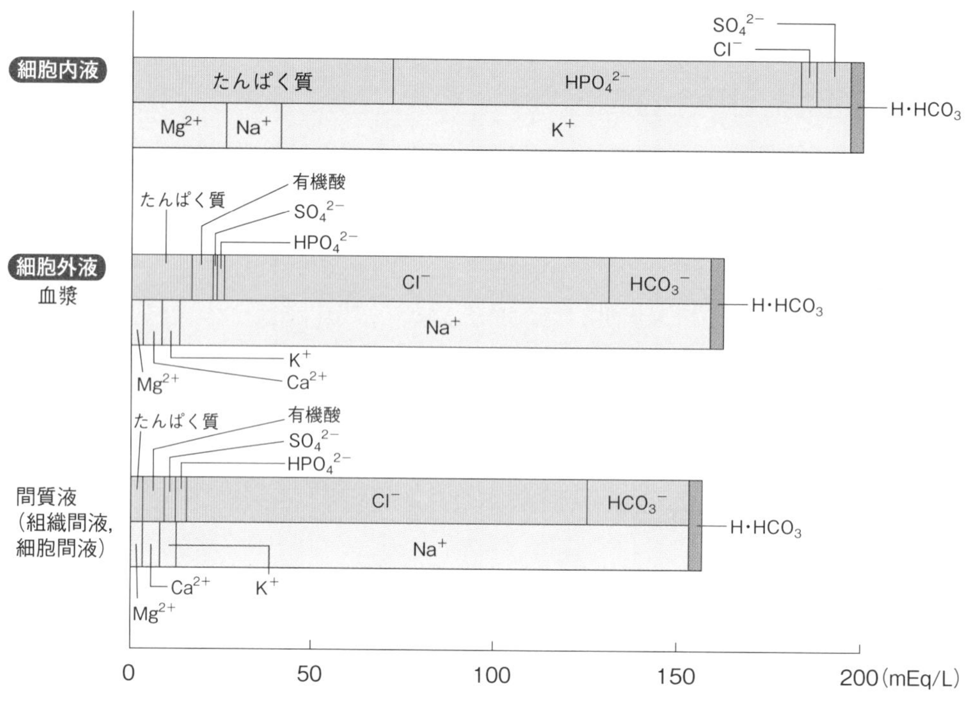

図9-3　細胞内液と細胞外液の電解質組成

注）■：H・HCO_3（炭酸）。□（たんぱく質と負の電解質）と□（正の電解質）の緩衝作用がある。

せ，浸透圧を上げる方向に調節する。また，副腎皮質から分泌されるアルドステロンも腎尿細管からのナトリウムイオンの再吸収を促進するため，浸透圧調節および電解質代謝に重要なホルモンといえる。

3　酸塩基平衡

体液の pH は7.35～7.45の範囲で常に一定に保たれている。これを**酸塩基平衡**

という。主として，炭酸-重炭酸イオン緩衝系が働き，重炭酸イオン（HCO_3^-）濃度と呼吸で調節される二酸化炭素分圧（$PaCO_2$）によって，pH が決定される。緩衝作用がうまく働かないと，アシドーシス，アルカローシスといった状態を引き起こす。

・アシドーシス：pH が酸性に傾く状態。代謝性（酸産生増加，酸排泄障害），呼吸性（換気障害）がある。

・アルカローシス：pH がアルカリ性に傾く状態。代謝性（嘔吐による胃酸喪失），呼吸性（過換気症候群，いわゆる過呼吸）がある。

b 血圧の調節

1 血圧とナトリウム（Na）（p. 103，8-B-c-1 参照）

食塩（NaCl）の過剰摂取は，血圧を上昇させることが以前より疫学調査によって指摘され，食塩制限は降圧効果が得られることが知られている。

人類の歴史からみると，従来0.5～3 g/日の食塩しか摂取していなかったのに対し，現在のわが国では，食塩摂取量の平均値は10.1g（令和元年国民健康・栄養調査結果の概要より）である。このため，高血圧者が増加している原因の一つとして，食塩の過剰摂取が考えられている。

なお，食塩による血圧の上昇の程度には個人差があり，高血圧家族歴のある人や高齢者で顕著にみられる。

補足　「日本人の食事摂取基準（2020年版）」では，15歳以上の男性7.5g/日未満，12歳以上の女性6.5g/日未満を食塩（NaCl）目標量としている（**参考表１**）。しかし，食塩の摂取量は近年の国民健康・栄養調査において常に上回っている。

2 血圧とカリウム（K）

カリウム摂取量を増加させることによって血圧が低下することが知られている。これは，ナトリウムの尿排泄の促進，交感神経系の抑制，血管の保護作用によるものである。

補足　「日本人の食事摂取基準（2020年版）」では，15歳以上男性で3,000mg/日以上，女性で2,600mg/日以上が高血圧予防のための望ましい摂取量（目標量）として示されている（**参考表２**）。

参考表1 ナトリウムの食事摂取基準

(mg/日，( ) は食塩相当量 [g/日]) ＊1

年齢等	男性			女性		
	推定平均必要量	目安量	目標量	推定平均必要量	目安量	目標量
0～5月	—	100 (0.3)	—	—	100 (0.3)	—
6～11月	—	600 (1.5)	—	—	600 (1.5)	—
1～2歳	—	—	(3.0未満)	—	—	(3.0未満)
3～5歳	—	—	(3.5未満)	—	—	(3.5未満)
6～7歳	—	—	(4.5未満)	—	—	(4.5未満)
8～9歳	—	—	(5.0未満)	—	—	(5.0未満)
10～11歳	—	—	(6.0未満)	—	—	(6.0未満)
12～14歳	—	—	(7.0未満)	—	—	(6.5未満)
15～17歳	—	—	(7.5未満)	—	—	(6.5未満)
18～29歳	600 (1.5)	—	(7.5未満)	600 (1.5)	—	(6.5未満)
30～49歳	600 (1.5)	—	(7.5未満)	600 (1.5)	—	(6.5未満)
50～64歳	600 (1.5)	—	(7.5未満)	600 (1.5)	—	(6.5未満)
65～74歳	600 (1.5)	—	(7.5未満)	600 (1.5)	—	(6.5未満)
75歳以上	600 (1.5)	—	(7.5未満)	600 (1.5)	—	(6.5未満)
妊婦				600 (1.5)	—	(6.5未満)
授乳婦				600 (1.5)	—	(6.5未満)

注) ＊1 高血圧および慢性腎臓病 (CKD) の重症化予防のための食塩相当量の量は男女とも6.0g/日未満とした。
資料) 厚生労働省：日本人の食事摂取基準 (2020年版) 策定検討会報告書，p. 306 (2019)

参考表2 カリウムの食事摂取基準 (15歳未満を省略)

(mg/日)

年齢	男性		女性	
	目安量	目標量	目安量	目標量
15～17歳	2,700	3,000以上	2,000	2,600以上
18～29歳	2,500	3,000以上	2,000	2,600以上
30～49歳	2,500	3,000以上	2,000	2,600以上
50～64歳	2,500	3,000以上	2,000	2,600以上
65～74歳	2,500	3,000以上	2,000	2,600以上
75歳以上	2,500	3,000以上	2,000	2,600以上
妊婦			2,000	2,600以上
授乳婦			2,200	2,600以上

資料) 厚生労働省：日本人の食事摂取基準 (2020年版) 策定検討会報告書，p. 307 (2019)

Check 9 水・電解質の栄養的意義

問題 次の記述について，○か×かを答えよ。

水と電解質に関して

1 低張性脱水では，電解質を含まない水を補給する。
2 細胞内液量を維持する主な陽イオンは，カルシウムイオンである。
3 生体内で生じた老廃物などを排泄するための不可避尿量は，成人で１日約１Ｌである。
4 アシドーシスとは，体液 pH が基準範囲よりも酸性に傾いた状態である。
5 マグネシウム摂取の増加は，ナトリウムの尿中排泄を促進し，血圧を低下させる。

6 不感蒸泄は，外気温が上昇すると減少する。
7 浮腫は，間質液量の増加によって生じる。
8 不可避尿は，摂取する水分量によって変わる。
9 加齢に伴って，細胞内液量は増加する。
10 高張性脱水では，細胞外液の浸透圧は低い。

解説

1 × 低張性脱水では，水の欠乏とともに電解質も欠乏するため，電解質を含んだ水分を補給する必要がある。
2 × 細胞内液量を維持する主な陽イオンは，カリウムイオン（K^+）である。
3 × 不可避尿量は成人で１日約500mL である。
4 ○
5 × マグネシウムではなく，カリウムである。

6 × 不感蒸泄は外気温が30℃から１℃上昇すると15％増加する。
7 ○
8 × 水分を全く摂取しなくても排泄される（500mL/日）。
9 × 加齢に伴って，細胞内液量は減少する。
10 × 高張性（水欠乏性）脱水では，水分が失われたことで，細胞外液の濃度が濃くなり，高浸透圧となる。

10 エネルギー代謝

A エネルギー代謝の概念

ヒトの生命活動を維持するには，絶えずエネルギーを産生しなければならない。物質の変換に伴ってエネルギーを産生することを**エネルギー代謝**といい，物理的燃焼値と生理的燃焼値で示すことができる。

1日のエネルギー消費は，基礎代謝，活動時代謝（p. 121），食事誘発性熱産生（p. 121）に分けられ，内訳は**図10-1**の通りである。

a 基礎代謝◀

◀37-80
36-81
34-81

身体・精神的に安静で，消化管は消化吸収の働きをしていない状態において，体温を保ち，内臓諸器官の活動が継続され，かつ筋緊張を維持するなど，ヒトが生きていくための必要最小限のエネルギー代謝量を**基礎代謝量**（BEE；basal energy expenditure，kcal/日）（**表10-1**）という。

1 基礎代謝の測定条件

・早朝空腹時：食事の影響を除くため，食後12～15時間経過した早朝に，食物が消化管から全部吸収された状態で測定する。

・快適な温度環境：通常20～25℃。

基礎代謝（60%）	活動時代謝（30%）	食事誘発性熱産生（10%）

図10-1 1日のエネルギー消費量の内訳

表10-1 参照体重における基礎代謝量

年　齢	男　性			女　性		
	基礎代謝基準値（kcal/kg 体重/日）	参照体重（kg）	基礎代謝量（kcal/日）	基礎代謝基準値（kcal/kg 体重/日）	参照体重（kg）	基礎代謝量（kcal/日）
1～2歳	61.0	11.5	700	59.7	11.0	660
3～5歳	54.8	16.5	900	52.2	16.1	840
6～7歳	44.3	22.2	980	41.9	21.9	920
8～9歳	40.8	28.0	1,140	38.3	27.4	1,050
10～11歳	37.4	35.6	1,330	34.8	36.3	1,260
12～14歳	31.0	49.0	1,520	29.6	47.5	1,410
15～17歳	27.0	59.7	1,610	25.3	51.9	1,310
18～29歳	23.7	64.5	1,530	22.1	50.3	1,110
30～49歳	22.5	68.1	1,530	21.9	53.0	1,160
50～64歳	21.8	68.0	1,480	20.7	53.8	1,110
65～74歳	21.6	65.0	1,400	20.7	52.1	1,080
75歳以上	21.5	59.6	1,280	20.7	48.8	1,010

資料）厚生労働省：日本人の食事摂取基準（2020年版）策定検討会報告書，p. 74（2019）

・覚醒状態：睡眠状態ではなく目を覚ましている状態。

・姿勢：安静仰臥位（ぎょうがい）（仰向けに寝た姿勢）。

2 基礎代謝に影響する要因

●**性別**　同年齢では，女性よりも男性のほうが基礎代謝が大きい〔1日量（kcal/日）で約20%〕。これは，女性のほうが代謝活性の低い脂肪組織の割合が多く，代謝活性の高い筋肉組織が少ないことによる。

●**年齢**　新生児では基礎代謝が低いが成長とともに急速に増加し，1～2歳でピークとなる。その後，加齢とともに低下する。

●**体表面積**　同じ体重では，体表面積が大きいほうが（身長が高いなど），基礎代謝が大きい。体の熱は体表面から放熱することから，基礎代謝が体表面積に正比例するためである。

●**体重**　基礎代謝は体重，特に脂肪組織を除いた骨格筋や内臓器官などの**除脂肪体重**（LBM；lean body mass）に正比例する。

除脂肪体重
ヒトの体は，脂肪組織と除脂肪組織で構成される。骨格筋（全基礎代謝量の1/3消費），肝臓，消化管，心臓，脳などが除脂肪組織に当たり，除脂肪組織の重量が除脂肪体重である。

●**季節・気温**　夏のほうが冬よりも基礎代謝が低くなる。これは基礎代謝が気温の影響を受けるためである。

・高温環境：筋肉の弛緩，代謝の低下→熱産生の減少。

・低温環境：筋肉の緊張，代謝の亢進→熱産生の増加。

●**体温**　病気などにより体温が上昇すると，基礎代謝も上昇する。体温が1℃上昇すると，基礎代謝量は約13%上昇すると考えられている。

●**栄養状態**　低栄養状態では，体細胞の活動力が減退し，エネルギー消費を抑える適応現象が起こるため，基礎代謝は低くなる。

●**身体活動レベル**　身体活動量が高い人では基礎代謝が大きい。これは，筋肉などの活性組織が多いこと，脂肪などの不活性組織が少ないことによる。「日本人の食事摂取基準（2020年版）」における身体活動レベルは，低い（Ⅰ），ふつう（Ⅱ），高い（Ⅲ）の3段階からなり，身体活動レベル別エネルギーの食事摂取基準（推定エネルギー必要量）の算出に使用される（**参考表**1，2）。

●**ホルモン**　**バセドウ病**などにより甲状腺機能が刺激されると，甲状腺ホルモン（T3：トリヨードチロニン，T4：チロキシン）の分泌が促進され，基礎代謝が亢進する。また，副腎髄質から分泌されるアドレナリン（副腎髄質ホルモン）も影響が大きい。そのほか，脳下垂体，生殖腺などから分泌されるホルモンも基礎代謝に影響する。

バセドウ病
特殊な自己抗体が作られる自己免疫疾患で，その抗体が甲状腺を刺激することで甲状腺ホルモンの過剰産生・分泌が起こる。組織の熱産生亢進，交感神経過敏，さらに眼球突出，浸潤性眼症などの眼病変を合併し得る疾患で，甲状腺機能亢進症発症原因の70～80%を占める。

●**そのほか**　妊娠時（特に後期）において基礎代謝は高くなる。

3 基礎代謝量，推定エネルギー必要量の算出

「日本人の食事摂取基準（2020年版）」では，基礎代謝量，推定エネルギー必要量（成人）をそれぞれ次の式より算出している（**表**10-1，**参考表**2，4）。

基礎代謝量(kcal/日)＝基礎代謝基準値(kcal/kg 体重/日)×参照体重(kg)

推定エネルギー必要量(kcal/日)＝基礎代謝量(kcal/日)×身体活動レベル

参考表3は，生活習慣病の食事指導では体重当たりの推定エネルギー必要量

参考表1 3メッツ以上の身体活動の例

生活活動	運　動
・普通歩行（3.0メッツ） ・犬の散歩をする（3.0メッツ） ・掃除をする（3.3メッツ） ・自転車に乗る（3.5～6.8メッツ） ・速歩きをする（4.3～5.0メッツ） ・子どもと活発に遊ぶ（5.8メッツ） ・農作業をする（7.8メッツ） ・階段を速く上る（8.8メッツ）	・ボウリング，社交ダンス（3.0メッツ） ・自体重を使った軽い筋力トレーニング（3.5メッツ） ・ゴルフ（3.5～4.3メッツ） ・ラジオ体操第一（4.0メッツ） ・卓球（4.0メッツ） ・ウォーキング（4.3メッツ） ・野球（5.0メッツ） ・ゆっくりとした平泳ぎ（5.3メッツ） ・バドミントン（5.5メッツ） ・バーベルやマシーンを使った強い筋力トレーニング（6.0メッツ） ・ゆっくりとしたジョギング（6.0メッツ） ・ハイキング（6.5メッツ） ・サッカー，スキー，スケート（7.0メッツ） ・テニスのシングルス（7.3メッツ）

注）身体活動：歩行またはそれと同等以上の動き
　　運動：息が弾み汗をかく程度の運動
資料）厚生労働省：健康づくりのための身体活動基準2013（平成25年3月）

参考表2 身体活動レベル別にみた活動内容と活動時間の代表例

身体活動レベル*1	低い（Ⅰ）	ふつう（Ⅱ）	高い（Ⅲ）
	1.50（1.40～1.60）	1.75（1.60～1.90）	2.00（1.90～2.20）
日常生活の内容*2	生活の大部分が座位で，静的な活動が中心の場合	座位中心の仕事だが，職場内での移動や立位での作業・接客等，通勤・買い物での歩行，家事，軽いスポーツ，のいずれかを含む場合	移動や立位の多い仕事への従事者，あるいは，スポーツなど余暇における活発な運動習慣をもっている場合
中程度の強度(3.0～5.9メッツ)の身体活動の1日当たりの合計時間（時間/日）*3	1.65	2.06	2.53
仕事での1日当たりの合計歩行時間（時間/日）*3	0.25	0.54	1.00

注）*1 代表値。（ ）内はおよその範囲。
　　*2 Black, *et al.*，Ishikawa-Takata, *et al.* を参考に，身体活動レベル（PAL）に及ぼす仕事時間中の労作の影響が大きいことを考慮して作成。
　　*3 Ishikawa-Takata, *et al.* による。
資料）厚生労働省：日本人の食事摂取基準（2020年版）策定検討会報告書，p. 76（2019）

参考表3 体重当たりの推定エネルギー必要量

性　別	男　性			女　性		
身体活動レベル	Ⅰ（低い）	Ⅱ（ふつう）	Ⅲ（高い）	Ⅰ（低い）	Ⅱ（ふつう）	Ⅲ（高い）
18～29（歳）	35.5	41.5	47.4	33.2	38.7	44.2
30～49（歳）	33.7	39.3	44.9	32.9	38.4	43.9
50～64（歳）	32.7	38.2	43.6	31.1	36.2	41.4
65～74（歳）	31.3	36.7	42.1	30.0	35.2	40.4
75以上（歳）	30.1	35.5	−	29.0	34.2	−

資料）厚生労働省：日本人の食事摂取基準（2020年版）策定検討会報告書，p. 79（2019）

参考表4 推定エネルギー必要量 (kcal/日)

性別	男性			女性		
身体活動レベル＊1	Ⅰ	Ⅱ	Ⅲ	Ⅰ	Ⅱ	Ⅲ
0～5(月)	—	550	—	—	500	—
6～8(月)	—	650	—	—	600	—
9～11(月)	—	700	—	—	650	—
1～2(歳)	—	950	—	—	900	—
3～5(歳)	—	1,300	—	—	1,250	—
6～7(歳)	1,350	1,550	1,750	1,250	1,450	1,650
8～9(歳)	1,600	1,850	2,100	1,500	1,700	1,900
10～11(歳)	1,950	2,250	2,500	1,850	2,100	2,350
12～14(歳)	2,300	2,600	2,900	2,150	2,400	2,700
15～17(歳)	2,500	2,800	3,150	2,050	2,300	2,550
18～29(歳)	2,300	2,650	3,050	1,700	2,000	2,300
30～49(歳)	2,300	2,700	3,050	1,750	2,050	2,350
50～64(歳)	2,200	2,600	2,950	1,650	1,950	2,250
65～74(歳)	2,050	2,400	2,750	1,550	1,850	2,100
75以上(歳)＊2	1,800	2,100	—	1,400	1,650	—
妊婦(付加量)＊3 初期				+50	+50	+50
中期				+250	+250	+250
後期				+450	+450	+450
授乳婦(付加量)				+350	+350	+350

注）＊1 身体活動レベルは，低い，ふつう，高いの3つのレベルとして，それぞれⅠ，Ⅱ，Ⅲで示した。
＊2 レベルⅡは自立している者，レベルⅠは自宅にいてほとんど外出しない者に相当する。レベルⅠは高齢者施設で自立に近い状態で過ごしている者にも適用できる値である。
＊3 妊婦個々の体格や妊娠中の体重増加量，胎児の発育状況の評価を行うことが必要である。
注1：活用に当たっては，食事摂取状況のアセスメント，体重およびBMIの把握を行い，エネルギーの過不足は，体重の変化またはBMIを用いて評価すること。
注2：身体活動レベルⅠの場合，少ないエネルギー消費量に見合った少ないエネルギー摂取量を維持することになるため，健康の保持・増進の観点からは，身体活動量を増加させる必要がある。
資料）厚生労働省：日本人の食事摂取基準（2020年版）策定検討会報告書，p. 84（2019）

(kcal/kg 体重/日）が用いられることが多いので，**参考表**2を基に，18歳以上の年齢層についてまとめたものである。

◀36-81 35-80

b 安静時代謝◀

座位安静時のエネルギー消費量である。食事や室内環境などの測定条件は必ずしも規定されていない。

座位の状態のエネルギー消費量は，骨格筋の緊張によるエネルギー代謝量の増加，食事誘発性熱産生（DIT）（p. 121参照）の影響を受けることから，睡眠時代謝量よりも大きくなる。

c 睡眠時代謝

睡眠時のエネルギー消費量をいう。睡眠時は覚醒によるエネルギー，つまり骨格筋の緊張や心拍数の増加によるエネルギーを必要としない分，エネルギー消費量が少なくなる。

d 活動時代謝

基礎代謝とは別に，日常の仕事や家事などの生活活動，運動を含めた身体活動に伴って亢進するエネルギー代謝を活動代謝という。活動時代謝量は，総エネルギー消費量に大きな影響を与える。より正確な推定エネルギー必要量を算定するには，個人あるいは集団の身体活動量を知る必要がある。

e メッツ（METs），身体活動レベル（PAL）◀1，2

◀1 35-80
◀2 34-81
33-83

1 メッツ・時

メッツ・時は「健康づくりのための運動基準2006」，「健康づくりのための身体活動基準2013」で用いられていて，運動強度の指数であるメッツ（METs）に運動時間を掛けたものである。メッツとは，各種の身体活動における**エネルギー消費量**を安静時代謝量で除して算出される。つまり，各種の身体活動のエネルギー消費量が安静時代謝量の何倍であるかを示したものである。

メッツ・時は酸素摂取量で求められ，1メッツは約3.5mL/kg/分であるが，これは1kcal/kg/時に相当している。このため，1メッツ・時は対象者の体重とほぼ同じエネルギー消費量と考えることができるので，身体活動量を定量化する場合に頻繁に使われる。

以前は，身体活動強度の指標として**エネルギー代謝率（RMR）**が用いられていた。

エネルギー消費量
生命維持活動や日常生活活動，運動でどれだけの熱量を使ったかを表す。kcal（キロカロリー）の単位で表される。
エネルギー消費量（kcal）＝（エネルギー代謝率（RMR）：kcal/kg/時）×（時間：時）×（体重：kg）

エネルギー代謝率（RMR）
メッツ・時，*Af* と同様に身体活動の強度を表す指標。身体活動のみに要するエネルギー消費量（活動時代謝量）が基礎代謝量の何倍であるかを示している。
RMR＝（活動時エネルギー消費量－安静時エネルギー消費量）/基礎代謝量＝仕事に要したエネルギー量/基礎代謝量

2 身体活動レベル

身体活動レベル（PAL；physical activity level）は「日本人の食事摂取基準（2020年版）」でも用いられていて，これにより推定エネルギー必要量が算出される。身体活動レベルとは，1日のエネルギーの消費量を1日当たりの基礎代謝量で除した指数で，**参考表2**（p. 119）のように「低い（Ⅰ)」，「ふつう（Ⅱ)」，「高い（Ⅲ)」の3つに区分されている。それぞれの身体活動レベルは，2005年版で用いられていた *Af*（各身体活動における単位時間当たりの動作強度）ではなく，メッツ値を用いた。これは，身体活動・運動の強度を示す指標として，2つの指標があることによる混乱を避けるためである。なお，絶食時の座位安静時代謝量は，仰臥位で測定する基礎代謝量よりおよそ10%大きいため，メッツ値×1.1≒*Af* という関係式が成り立つ。

f 食事誘発性熱産生（DIT）◀1，3

◀3 36-81

食物を摂取すると，栄養素の消化・吸収や輸送などによってエネルギー消費が亢進する。これを**食事誘発性熱産生**（DIT）または**特異動的作用**（SDA）という。

1 各栄養素別の DIT

食物摂取による DIT は栄養素の構成によって異なる。栄養素を単独に摂取した場合，たんぱく質が最も高く約30%，糖質は約6%，脂質は4%で最も低い。

混合食を摂取した場合では約8%になる。わが国の食事構成からみて，1日のエネルギー摂取量の8～10%がDITに使われている。

2 DITにより発生するエネルギーの利用

DITにより発生するエネルギーは運動エネルギーとしては利用できないが，体温保持には利用できる。例えば，冬の寒いときに食事をすると，体温維持のために体の筋肉が無意識に動き，その刺激によって体内の酸化機能が亢進し，熱を発生する。夏には体内で発生する熱を体外へ放散するために，血液の循環は速く呼吸も激しくなり，汗を分泌し，その蒸発熱で体を冷やそうとする生理的調節作用が働く。

B エネルギー代謝の測定法

◀35-81

a 直接法，間接法◀

エネルギー代謝の測定方法には，直接法と間接法がある。

1 直接法

エネルギーは熱となって身体から放出されることから，外気との熱の交流を完全に遮断した部屋（**代謝チェンバー**）で，身体から放出される熱量を直接測定する方法である。

代謝チェンバー
外気との熱の交流を遮断した部屋。中に入っている被験者は，自由に動いて睡眠・食事・軽い運動などの日常生活ができる。24時間以上のエネルギー消費量の正確な測定が可能である。

測定装置としてアトウォーター・ローザ・ベネディクト熱量計などがあるが，大がかりであることや被験者への拘束が長期間に及ぶことなどから，現在ではほとんど用いられていない。

2 間接法

呼気（酸素摂取量，二酸化炭素排出量）や尿（窒素排泄量）を分析し，糖質，たんぱく質，脂質の消費量を算出してエネルギー代謝量を測定する方法である。

- **ダグラスバッグによる方法**　ダグラスバッグと呼ばれる呼気採取用の袋に呼気を採取し，一定時間内に消費した酸素量，排出した二酸化炭素量を分析する。さらに尿中に排泄された窒素量を測定し，体内で燃焼した糖質・たんぱく質・脂質量を計算し，発生した熱量を算出する。

b 呼気ガス分析

酸素消費量や二酸化炭素排出量を測定することで，エネルギー消費量を間接的に算出することができる。これらの測定には，前述のダグラスバッグによる呼気の採取やヒューマンカロリーメータ（開回路による代謝チェンバー）などがある。

ダグラスバッグを用いるときはマスクを装着する必要があったが，ヒューマンカロリーメータでは，室内で酸素・二酸化炭素濃度，ガスサンプルの流量を経時的に測定することができるため，長期間にわたり各種の生活活動・運動中のエネルギー代謝の測定が可能である。また，ヒューマンカロリーメータでは睡眠代謝，基礎代謝，DIT，各種身体活動のエネルギー消費量が測定可能である。

c 呼吸商，非たんぱく質呼吸商[1, 2]

◀1 35-81
◀2 33-83

1 呼吸商（RQ）

栄養素（糖質，たんぱく質，脂質）の燃焼時に消費した酸素量に対して排出した二酸化炭素量の割合である。

RQ＝二酸化炭素排出量/酸素消費量

呼吸商は，燃焼する栄養素により一定の値となる。糖質が燃焼する場合は1.0，たんぱく質では0.8，脂質では0.7である（**表10-2**）。

●各栄養素の呼吸商の値

・糖質：グルコース1分子が燃焼する場合，6分子の酸素を消費して，6分子の二酸化炭素を排出する。

$C_6H_{12}O_6+6O_2 \rightarrow 6H_2O+6CO_2$　　$RQ=6CO_2/6O_2=1$

・たんぱく質：たんぱく質は完全には燃焼されずに，代謝産物の大部分が尿中に排泄される。尿中に排泄された窒素1gは体内で6.25gのたんぱく質が燃焼したことを示しており，この際の酸素消費量は5.92L，二酸化炭素排出量は4.75Lである。

$RQ=4.75CO_2/5.92O_2 \fallingdotseq 0.8$

・脂質：トリパルミチン（パルミチン酸とグリセロールからできる物質）1分子が燃焼する場合，72.5分子の酸素を消費して，51分子の二酸化炭素を排出する。

$2C_{51}H_{98}O_6+145O_2 \rightarrow 102CO_2+98H_2O$　　$RQ=51CO_2/72.5O_2 \fallingdotseq 0.7$

2 非たんぱく質呼吸商（NPRQ）[3]

◀3 37-81

たんぱく質を除いた糖質と脂質の呼吸商である。**尿中窒素排泄量**からたんぱく質の燃焼による酸素消費量と二酸化炭素排出量を求め，それらを全酸素消費量と全二酸化炭素排出量から除いて算出する。非たんぱく質呼吸商は，糖質の燃焼割合が増加すると大きくなり，脂質の燃焼割合が増加すると小さくなる。

$$NPRQ=\frac{全二酸化炭素排出量-(N\times 4.75)}{全酸素消費量-(N\times 5.92)}$$　N：尿中窒素排泄量

尿中窒素排泄量
食事由来の外因性窒素と内因性窒素が尿，糞便，そのほかに排泄される量を窒素排泄量といい，このうち尿中に排泄されるもの（通常の食事では85～90%）。

d 二重標識水法[1]

二重標識水法（DLW法）は，酸素の**安定同位体**（^{18}O）と水素の安定同位体（^{2}H）で二重に標識された二重標識水（$^{2}H_2{}^{18}O$）を使った測定法である。

二重標識水を経口投与したとき，^{2}Hは水（H_2O）としてのみ排出され，^{18}Oは

二重標識水法
測定手順は下記の通り。
①二重標識水を経口投与し，体内の安定同位体の存在比を高める。
②体内の同位体比（$^{2}H/^{1}H$と$^{18}O/^{16}O$）が平衡状態になる。
③体外に排出された水（$^{2}H_2{}^{18}O$）と二酸化炭素（$C^{18}O_2$）を測定する。

安定同位体
自然界で放射線を放出しない同位体。81種類ある。同位体で放射性のものは，放射性同位体という。

表10-2　エネルギー産生栄養素の呼吸商

栄養素	呼吸商
糖　質	1.000
たんぱく質	0.801
脂　質	0.707

水（H_2O）と二酸化炭素（CO_2）の両方で排出される。この安定同位体の減少速度の違いから一定期間内に体外に排出された二酸化炭素量を算出する。このとき呼吸商（RQ）が一定であるとすれば，エネルギー代謝量が推定できる。

適切な精度管理を行えば，通常の生活を送っている人々を対象にエネルギー消費量を長期間（数週間）にわたって正確に測定できるという長所がある。

C 生体利用エネルギー

安静時の各臓器のエネルギー消費量は，**表10-3**のような割合になっている。肝臓のように，臓器の重量の割合は小さいが，活性が高いために，エネルギー消費量が大きいものもある。

a 物理的燃焼値，生理的燃焼値

1 物理的燃焼値

ボンブカロリーメータ
栄養素のもつエネルギーを測定する装置。測定する栄養素を完全に酸化燃焼させたときに発生する熱から算出する。

食物に含まれるエネルギー量は，**ボンブカロリーメータ**（ボンブ熱量計）で測定できる。これにより測定したエネルギー量を**物理的燃焼値**といい（**図10-2**），糖質4.10kcal/g，たんぱく質5.65kcal/g，脂質9.40kcal/gである。

2 生理的燃焼値◀

◀ 35-81 33-83

生体内では，摂取した食物の成分が完全に利用されるわけではない。食物の物理的燃焼値に，消化吸収率と生体で利用されなかったエネルギー量を考慮したものを，**生理的燃焼値**という(**図10-2**)。生理的燃焼値は生体で実際に利用できるエネルギー

表10-3 各臓器の安静時のエネルギー消費割合

	エネルギー消費量（%）	体重当たりの臓器重量（%）
脳	19	2
肝 臓	29	2
心 臓	10	0.4
腎 臓	7	0.4
筋 肉	18	40

資料） Grande, F. (1980)

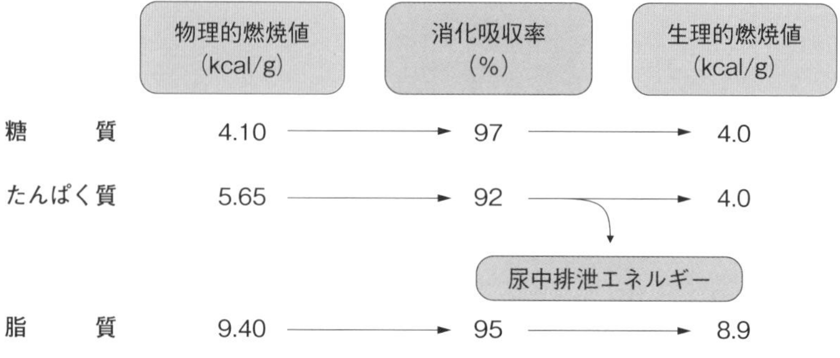

図10-2 エネルギー産生栄養素の物理的燃焼値と生理的燃焼値

量といえる。およその生理的燃焼値は，糖質4kcal/g，たんぱく質4kcal/g，脂質9kcal/gとされ，研究者の名前からアトウォーター係数と呼ばれている。

厳密には食品によって生理的燃焼値は若干異なることから，「日本食品標準成分表」に記載されている主要な食品のエネルギー値については，日本で実施された実験結果に基づいた個別の「エネルギー換算係数」を適用している。この係数は，アミノ酸組成によるたんぱく質1g当たり4kcal，脂肪酸のトリグリセリド当量1g当たり9kcal，利用可能炭水化物（単糖当量）1g当たり3.75kcal，差引き法による利用可能炭水化物1g当たり4kcal，食物繊維総量1g当たり2kcal，アルコール1g当たり7kcalなどである。また，エネルギー換算係数が不明な食品のエネルギー値については，アトウォーター係数を適用している。

●**たんぱく質の物理的燃焼値と生理的燃焼値**　糖質と脂質は生理的燃焼値と物理的燃焼値がほぼ同じであるが，たんぱく質ではやや開きがある。これは，たんぱく質をボンブカロリーメータで完全燃焼させると水と二酸化炭素，二酸化窒素などになるが，生体内では水，二酸化炭素のほかに，不完全燃焼による尿素や尿酸，クレアチンなどの窒素化合物がエネルギーを残したまま最終産物として尿中に排泄されるためである。

b 臓器別エネルギー代謝

1 筋肉

●**エネルギー消費量**　単位重量当たりのエネルギー消費量は0.6%と低いものの総重量が大きいため，**安静時エネルギー消費量（REE）**の18%を使う。運動時は活発な収縮が起こるため，安静時と比べてエネルギー消費量が大きく増加する。

急激な運動時には，解糖系のみで代謝されるためにグルコースから乳酸が生成される。

安静時エネルギー消費量（REE）
座位安静状態で測定されるもので，基礎代謝量の約120%。

●**エネルギー基質**　筋肉は，筋組織の種類によって利用できるエネルギー基質が異なる。

・骨格筋（横紋筋）：グルコース，脂肪酸，アミノ酸，ケトン体，フルクトース。
・心　筋（横紋筋）：グルコース，脂肪酸，アミノ酸，ケトン体。
・内臓筋（平滑筋）：グルコースのみ。

2 肝臓

●**エネルギー消費量**　肝臓をはじめ，腎臓など生命維持のための基本的な機能を担う内臓器官は単位重量当たりのエネルギー消費量が大きい。

肝臓は生体内の臓器の中でエネルギー消費量が大きく，REEの29%を占める。

●**エネルギー基質**　肝細胞がエネルギー基質として利用できるのはグルコース，脂肪酸，アミノ酸，アルコールである。なお，肝臓で生成されるケトン体は，肝臓では利用できず，筋肉，脳で利用される。

◀36-81

3 脂肪組織◀

成人では体重の約20％強を占めるが，エネルギー消費量は小さく，REE の約４％である。脂肪組織には次の２種類がある。

・白色脂肪組織（WAT）：脂肪組織の大半を占める。エネルギーを中性脂肪として効率よく蓄えている。

・褐色脂肪組織（BAT）：多数のミトコンドリアを含み，脂肪分解の能力が大きく急激に多量の熱を産生する。体温低下あるいは低温時に効率的に産熱する。胎児や新生児の肩甲骨や頸部にみられるが，成人においては微量である。

4 脳

●**エネルギー消費量**　成人において重量は約1.4kg（全体重の約２％）であるが，エネルギー消費量は非常に大きく，REE の19％を占める。なお，精神労働を負荷しても，脳のエネルギー消費が顕著に増加することはない。

グルコース
脳のエネルギー源であるグルコースは，食事中の糖質や肝臓のグリコーゲン分解，肝臓と腎臓の糖新生により常に供給される。

●**エネルギー基質**　脳のエネルギー源は主に**グルコース**である。脂質は血液脳関門を通過できないため利用されない。

脳はエネルギー産生のための酸素要求量が高く，全身の酸素消費量の20％を消費している。また，ほかの臓器と異なり，脳は貯蔵型エネルギーを有していない。

Check 10 エネルギー代謝

問題 次の記述について，○か×かを答えよ。

エネルギー代謝

1 基礎代謝量は，甲状腺機能が亢進すると増加する。
2 メッツ（Mets）は，基礎代謝量の何倍かを表したものである。
3 たんぱく質が燃焼したときの呼吸商は，約0.8である。
4 身体活動レベル（PAL）は，安静時代謝量を基礎代謝量の倍数として示したものである。
5 基礎代謝量は，同じ体重の場合には除脂肪重の多い方が高い。

6 食事誘発性熱産生（DIT）により生じたエネルギーは，運動エネルギーとして利用される。
7 尿中窒素排泄量は，非たんぱく質呼吸商に関与しない。
8 基礎代謝は，夏よりも冬が高い。
9 安静時エネルギー消費量（REE）は，基礎代謝量よりもエネルギー量が多い。
10 基礎代謝は，10歳前後が最も高い。

解説

1 ○ 基礎代謝は，性別や年齢，体重，栄養状態，ホルモンなどの影響を受ける。特にバセドウ病やアドレナリン（副腎髄質ホルモン）などの刺激により甲状腺機能が亢進すると増加する。
2 × メッツは，各種の身体活動におけるエネルギー消費量を安静代謝量で除して算出される。
3 ○ たんぱく質は体内で完全には燃焼されず，代謝産物の大部分が尿中に排泄される。
4 × PAL は，１日のエネルギー消費量を１日当たりの基礎代謝量で除したものである。なお，「日本人の食事摂取基準（2010年版）」から，身体活動レベルの値としてメッツ値が採用されている。
5 ○ 基礎代謝量は除脂肪体重に比例して増加する。したがって，体重が同じ場合，体脂肪量が多いと基礎代謝量は少なくなる。

6 × 食事誘発性熱産生（DIT）により生じたエネルギーは，運動エネルギーとして利用されず，体温保持に利用される。
7 × 尿中窒素排泄量（N）は，非たんぱく質呼吸商（NPRQ）の算出に用いられる。

NPRQ＝〔全二酸化炭素排出量－(N×4.75)〕／〔全酸素消費量－(N×5.92)〕

8 ○ 基礎代謝は，環境温度の影響を受ける。冬のような低温環境では，筋肉の緊張や代謝の亢進が起こるため，熱産生量が増加する。
9 ○ 座位安静状態で測定される REE は，基礎代謝量の約120％である。
10 × 基礎代謝は，新生児では低いがその成長とともに急速に上昇し，１～２歳で最大となり，その後は加齢とともに低下する。

索引

INDEX ●●●●●●●●●

●●欧文

●●あ

●●い

URL　https://daiichi-shuppan.co.jp

上記の弊社ホームページにアクセスしてください。

＊訂正・正誤等の追加情報をご覧いただけます。

＊書籍の内容、お気づきの点、出版案内等に関するお問い合わせは「ご意見・お問い合わせ」専用フォームよりご送信ください。

＊書籍のご注文も承ります。

＊書籍のデザイン、価格等は、予告なく変更される場合がございます。ご了承ください。

- サクセス管理栄養士・栄養士養成講座 -
基礎栄養学

平成22（2010）年10月28日　初版第1刷発行
令和5（2023）年11月10日　第8版第1刷発行

著　者　鈴木和春
　　　　鈴木孝子
　　　　梶田泰孝

発行者　井上由香

発行所　第一出版株式会社
〒105-0004　東京都港区新橋5-13-5 新橋MCVビル7階
電話（03）5473-3100　FAX（03）5473-3166

印刷・製本　大日本法令印刷

ISBN978-4-8041-1470-5　C3377